想孕、不孕、懷孕

輕鬆自在

凍齡懷孕

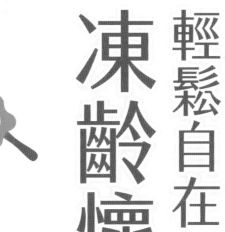

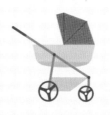

生殖醫學專家

徐明義 教授 著

在專業生殖醫學領域持續推進

邱文達

前衛生福利部長
前台北醫學大學校長／現任講座教授
前台北醫學大學萬芳醫學中心／雙和醫院院長
北加州醫學院（California Northstate University）兼任副院長

　　我和明義相識將近 20 年了，在我擔任台北醫學大學萬芳醫學中心院長的期間，2004 年萬芳醫學中心婦產部成立試管嬰兒中心，急需要一位優秀的主持人，適時明義剛由美國第一個試管嬰兒誕生地 Jones Institute 完成專科醫師訓練返台，經由婦產部許淳森教授推薦，面談之後，我立即聘任明義來主持萬芳醫學中心的試管嬰兒中心，此後明義在萬芳醫學中心及台北醫學大學服務到 2017 年離開，成立華育婦產科暨生殖醫學中心。

　　明義在台北醫學大學萬芳醫學中心服務期間，表現十分優異，深受各級長官賞識提拔，先後擔任生殖醫學科主任、教師發展中心主任、婦產部主任、教學部主任等重要的工作，陪我通過台北醫學大學萬芳醫學中心及 JCI 的醫院評鑑，也算是我的親密戰友。

　　明義除了在臨床服務及教學有優異的表現外，在研究方面也十分突出，台北醫學大學的教師升等方面，明義由助理教授、副教授到教授的升等，完全沒有延誤，這在北醫大的同仁間也是少見。由於明義在臨床、教學、研究三方面都有傑出表現，更於 101 學年度獲選「台北醫學大學師鐸獎」，這個獎項相當不易，每年萬芳醫學中心只有一

個名額。在專業生殖醫學領域，明義對於多囊性卵巢的研究已成為國際知名權威，受到國際學會邀請演講不計其數。

　　明義於 2018 年為了理想——專心做試管嬰兒及凍卵的臨床業務，離開北醫教學與萬芳的臨床工作，成立華育婦產科暨生殖醫學中心之後，期間，我曾多次參訪華育生殖中心，對於明義設立這個他理想中的生殖醫學中心，無論在環境或設備方面均印象深刻，相信華育一定可以發展成最好的生殖中心。

　　此次欣聞明義要出版新書，為了國家少子化與晚婚晚育在生殖方面的衝擊提供意見，細讀之後，感覺明義能對這個問題提出深入淺出的專業知識，我樂為之序。

邱文達

運用生殖醫療科技，讓人生不再有遺憾

陳美伶

台灣地方創生基金會董事長
國家發展委員會前主任委員

1799 年英國醫生 John Hunter 創始了人類第一個人工受精成功案例。

1978 年世界上第一個試管嬰兒 Louise Joy Brown 在英國出生。

1985 年 4 月 16 日台灣第一個試管嬰兒張小弟在台北榮總出生，當年的張小弟今年已 37 歲。近 40 年來，台灣的生殖醫療科技已在世界上佔有一席之地。

科技的進步不但催促法制的健全，也會帶動國家整體政策導向。然而，因為生殖醫療碰觸非自然的生命誕生方法，在普遍保守的台灣社會，法律規範的進程猶如蝸牛匍匐前進，一直到 2007 年 3 月 21 日才公布第一部「人工生殖法」，讓生殖醫療科技於法有據。那一年張小弟已經大學畢業，我的博士論文「人工生殖之立法規範」出爐也已超過 12 年了。（註：我是 1994 年 6 月取得政治大學法學博士學位）

隨著台灣人口從戰後嬰兒潮生育率一直在全球的前段班，到 2020 年人口出現第一次的負成長，出生嬰兒只有 16.52 萬人，生育率更是敬陪末座，誠可謂三十年河東、三十年河西，面對這個人口結構的災難，絕不能視而不見，更不能坐視它持續惡化，因為，人口結構不但是國安問題，更攸關國家永續發展、後代子孫能否在這片土地上

安身立命的關鍵因素。

理解問題的下一步就是要務實解決問題，甚至「非常時期要用非常手段」。台灣社會不（晚）婚、不孕、不養，涉及整體結構面的問題，要梳理清楚都不容易，遑論要找到畢其功於一役的精準處方。所以舉目所見，都是見樹不見林的政策滿天飛，著實令人憂心。

什麼是「非常手段」呢？那就是利用生殖醫療科技彌補「想生而不能生」的遺憾！

認識徐明義醫師是個偶然的因緣。徐夫人透過朋友認識「創生教母」的我，或許是「創生」二字被認為與華育生醫目前協助女性認識自己身體，超前佈署自己的生育規劃有共同的交集點，卻意外發現我在 30 年前就關注這個議題，於是一拍即合，成為共同推動的倡議夥伴。

徐醫師透過他精湛的醫療技術治療想生而不能生的女性，找到延續生命的契機外，更透過 AMH 生育指標的檢驗讓女性提早做好生育準備，這就是預防醫學的實踐。除此之外，他還像個傳教士，努力向大眾推廣正確的生育知識及對生殖功能的認知。這本書，不但有專業的醫療知識，也有科普的生育常識，更有案例的分享，極為好讀，我非常樂意推薦給大家。祈願透過徐醫師的「手」與「筆」讓延續生命的人生不再有遺憾。

陳美伶

善用台灣優質的不孕症治療技術

楊仁宏

前慈濟大學醫學院院長
中山醫學大學講座教授
台灣醫學院評鑑委員會執行長

　　好友明義是建中時期的同窗摯友，相識已近半世紀，明義待人誠懇溫暖，處事認真，是一位最能同理病人、視病猶親的好醫師，在婦產科醫療的專業及不孕症試管嬰兒領域成就斐然，不愧是美國試管嬰兒之父 Howard W. Jones 在台灣唯一的嫡傳弟子，是國內少數享有國際聲望的生殖醫學權威專家。

　　明義以萬芳醫學中心婦產部部主任忙碌的臨床、教學與行政工作之餘，研究上更獲學界肯定，其對於多囊性卵巢的研究，有多篇論文刊登於婦產科頂尖雜誌而享譽國際，經常受邀於國際暨國內學術學會議專題演講；難能可貴的是，明義更十分關心重視醫學教育培育後學的重要，承擔醫院教學部主任負責全院的教學任務，落實醫學生與住院醫師專業素養與核心能力的培養，造就無數優秀的醫學後進。

　　明義以其兼具國際與台灣的前瞻視野，2018 年理想中的「華育生殖醫學中心」正式成立，相信每一位親臨「華育」的病人、親友，或醫界同道，都一定會被「華育」優雅的人文環境所吸引，導入最先進完善的人工生殖實驗設備及嚴格品管流程，並設置全台獨一的 RI Witness 防精卵出錯偵測系統，足以證明明義及其團隊投入「華育」經營之用心，「華育」足堪成為台灣生殖醫學中心的典範。

欣聞明義擬將其 20 多年在婦產生殖醫學專業的經驗，出版新書《輕鬆自在・凍齡懷孕》以分享大眾，本書以深入淺出的概念，介紹大眾認識女性重要生殖器官「卵巢」，生殖科技的躍進可以預先將女性生育能力保存，推廣檢測荷爾蒙 AMH 能有效評估卵巢功能，讓女性及早為生育做規劃，並建議可在最適當的時機把有限的優質卵子保存起來——即所謂的「凍卵」，以確保未來自己有優質健康的卵子可用。綜觀本書對於女性生殖、卵巢及其功能檢測、不孕症原因與治療方法、試管嬰兒／人工受孕，及最新生殖醫學科技的介紹，更引用多位成功受孕者由不孕到生兒育女的喜悅，更是令人感動！

　　明義對國家社會的關心與熱愛，在書中展露無遺，台灣生育率已然是全球最低，2021 年更創下僅 15.3 萬人出生，是歷年新低，雪崩式的下滑趨勢，令人憂心！台灣人口的少子化、高齡化儼然已成為國安問題，明義也經常呼籲關心，尤其在 2021 年 4 月立法院公聽會中提出試管嬰兒政府補助的主張，很慶幸這項試管嬰兒補助的方案在 2021 年 7 月隨即推動上路，這或許將有助於減緩人口危機的壓力！讓台灣優質的不孕症治療技術，確實能嘉惠想生卻生不出來的家庭的殷切渴望，這亦是明義心中最誠摯的期盼。

　　此書的出版有益於讀者對於不孕症、試管嬰兒／人工受孕、凍卵、生殖醫學科技的理解，提供最新、最正確的認知與體驗，我樂為之序並鄭重推薦給社會大眾。

楊仁宏

與其擔心日益嚴重的少子化，
我更在乎推動已久的優生學

曾國城

知名藝人／主持人

現在這個社會充斥著一種非常極端的落差反應：在現代的新思維裡，「傳宗接代」似乎不再是香火延續的金科玉律了！但這幾年身邊的 30 歲後的女性們，都開始積極規劃儲存自己健康的卵子——也就是所謂的凍卵，以備不時之需。而且這股風潮是此起彼落地口耳相傳！是不是有一種說不出口的矛盾呢？

徐明義醫師，我最小的舅舅，他一生都奉獻給醫界，和病人為伍。他隨時在社群媒體（Line）回覆病人的所有疑問，希望用一顆最溫暖、最專業的心，幫助所有希望能夠擁有一兒半女的人間男女！

生殖醫學是近幾年來的顯學，因為台灣少子化問題實在太嚴重。生殖醫學需要醫學專業、科學、科技，全方面的周全考慮，才得以發揮，這更需要有悲天憫人的情懷。期許徐醫師造福更多需要的朋友，這本書在這個大時代應運而生，相信可以解除許多人心中的疑竇——我不求多子多孫，只求圓滿優質人生！

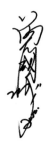

讓自己對人生有更多的主導性和選擇權

蔡尚樺

金鐘獎主持人

　　一直覺得懷孕生子離我目前的人生規劃還有點遙遠，但從 28 歲過後，單身姊妹們聚會的話題，逐漸從恨嫁轉為凍卵。

　　為什麼要讓年齡限制了你對人生的選擇性？

　　年過 30 歲還不趕快找個男人結婚又如何？

　　正值事業上升期，若還想再當女強人多衝刺個幾年行不行？

　　能不能不用擔心年紀太大生不出 baby 的問題？

　　可不可以讓自己不將就、不勉強，找到一個真正適合且能共度一生的對象，再從容的進入婚姻當媽咪？

　　雖然我是一個極度怕痛又超怕抽血打針和手術的人，但為了讓未來的自己對人生有更多的主導性和選擇權，我研究了兩本凍卵相關書籍，也上網各種爬文做功課，終於決定到華育生殖醫學中心找最專業的徐院長做諮詢，最後也在三週內完成了一系列的凍卵大計！

　　很多女孩對於凍卵的想像，可能就和我一開始一樣，有很多的不確定感及擔憂。還好徐院長把他多年的專業知識及臨床經驗集結成冊，可以讓女孩們先吃一顆定心丸。

　　最後還是要呼籲女孩們，可以先安排時間做 AMH 檢測，這個檢

測是評估卵巢功能和卵子儲存量的重要指標。

　　無論什麼時候都可以檢測（包含生理期間），數值都會是一樣的，當天抽血，隔天就會知道報告結果。

　　徐院長建議，年滿 25 歲的女生，每年要檢測一次 AMH 來確保自己的卵巢健康！

　　雖然卵巢功能和年紀有一定程度的相關，但有數據顯示，每十位 30 歲初的女性，就有一位是卵巢早衰，所以提前了解才能及早規劃，看過本書便會知道，這是掌握自己的人生必要的準備。

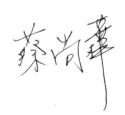

一窺男女大不同

　　進入診間之前，會經過一面牆，牆上貼滿小 baby 的照片，端視著他們的笑容，我雀躍地展開新的一天。我稱這是一面 baby wall，每張照片都有一個動人的故事，那裡乘載了很多不孕家庭終能生兒育女的喜悅，它也時時的提醒我要繼續為不孕夫妻努力！

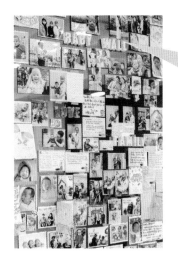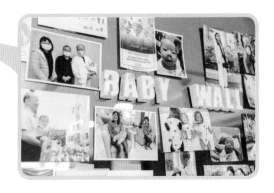

　　雖然全世界都提倡男女平權，但是站在一個婦產科醫師的觀點，我可以很明確地告訴各位——在生育下一代這件事，男女在生理上就是不平等。女性的生育機能有一定的限制，時間到了，就是不能懷孕生子，但是男性就沒這個問題，年紀再老都還能製造精子，可以有生育的能力，男女就是這樣不公平。我把女性的卵巢比喻成倉庫，女性的生育能力靠的是卵巢，倉庫裡面的貨用罄，完全無法補貨；男性的

生育能力靠的是睪丸，睪丸就像個製造工廠，每天不斷地生產製造精子，源源不絕地供貨，兩者相比，差別是不是很大？

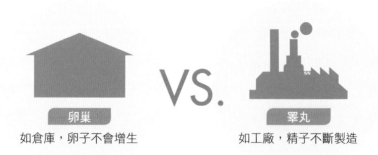

中國古代選妃，女性年齡均在 13-16 歲之間。清朝時，宮女年滿 25 歲便可出宮自由婚嫁，當時 25 歲已被認為是老姑娘了。我的父執輩們，也大概 20 幾歲就已經為人父母，30 幾歲未婚未育者並不多見。

現代社會跟以前大大不同，30 幾歲的女性仍在職場夙夜匪懈，忙碌、情緒、壓力、經濟等各種因素造成不孕，40 歲才積極尋求生育，此時已不易懷孕，而這項年齡造成女性生殖障礙的限制，在目前醫學依然無法解決，這也是上述所說的──男女大不相同。

我們的臨床資料顯示，30 幾歲女性卻擁有 40 幾歲的卵巢，並非少數，這種卵巢早期退化的女性經常自己並不知道，以為只要有月經，就不需擔心生育力有問題。

「卵巢功能檢測」是近幾年來重要的指標，我大概從十多年前就積極推廣女性 AMH（卵巢功能）檢測，早測早知道，及早為自己的

生育做規劃，日後想懷孕時就有優質健康的卵子可用。如果先前都沒有預做準備，透過現代生殖科技，專業醫師仍會努力協助，只不過，年紀是女性生育的天敵，若自己本身找不到一顆好的卵子，則可以考慮接受捐卵——接受別人健康優質的卵子，這在台灣是合法的，但是代理孕母在台灣的法令中尚不允許。

近年生殖科技大躍進，可以把女性生育能力預先保存起來，女性一生的卵子數量有限，年齡漸長，卵子數量不只越來越少，品質也會變差，建議在最適當的時機把有限的優質卵子保存起來，即所謂的「凍卵」。以現在的急速冷凍技術，冷凍卵子和新鮮卵子，幾乎沒有差別。

身為婦產生殖專科醫生，看到台灣生育率倒數第一名，著實覺得應該為此事盡一份心力，在我努力奔走立法院公聽會後，政府在 2021 年 7 月起為不孕症試管嬰兒補助的方案新制上路，45 歲以內的已婚婦女還沒生育、且想要生育的家庭，此時正是尋求醫療協助的好時機。

不孕因素百百種，男女都應接受檢查。比較多數的原因是卵巢功能及年齡，所以凍卵請及時，試管嬰兒補助亦已上路，別再猶豫而錯失良機！希望藉此書的出版讓女性了解身體的重要器官——卵巢，更希望讓想孕不孕者能有所助益，這也是我心中最誠摯的期盼。

本人在台北醫學大學執教十多年，臨床服務也有數十年，但面對少子化與女性生育的難題，依然有著許多無力之處，亦盼各界先進不吝指教。

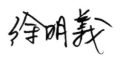

我所仰慕的三位試管嬰兒的大師：Robert Edward、Howard W. Jones、Georgenna Jones

1960 年代 Robert Edward 和 Howard W. Jones 共同參與精子與卵子的受精實驗，1978 年 Robert Edward 在英國誕生了全世界第一個利用自然週期取卵的試管嬰兒，而 1981 年 Howard Jones 在 Norfolk 誕生了美國第一個試管嬰兒，而 Howard W. Jones 的太太Georgenna Jones 是美國生殖內分泌的專家，也擔任過美國生殖醫學會會長，Jones 夫妻在 Norflok 建立了試管嬰兒的藥物促排方案，大大的增加了試管嬰兒的成功率，Jones 夫妻博大開放的心胸，無私的教學，在美國 Norfolk 培養了全世界各地許多試管嬰兒的專家，而早期試管嬰兒的促排方案經常稱為「Norfolk protocol」。

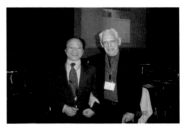

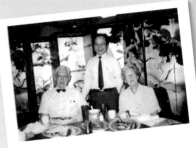

我的恩師美國試管嬰兒之父 Howard W. Jones 及師母 Georgenna Jones

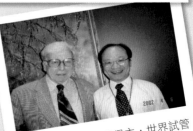

2010 諾貝爾醫學獎得主，世界試管嬰兒之父 Robert Edward

台灣最美麗的風景是人，不過人口數量卻快速消失中

　　台灣每年只出生 15 萬人，這個怵目驚心的數字告訴我們：台灣少子化正加速進行中。少子化，意味著少了人口紅利，另一端的高齡化也在加速發生，人口結構改變生活型態，跟你我息息相關！

　　現代的社會多元、自我意識抬頭，適婚年齡男女想法各異，許多人不想太早結婚走入家庭，即使結婚了，也可能因價值觀、人生觀分歧而離異。台灣的離婚率在 2020 年高居亞洲之冠，每五對夫妻就有一對離婚，這也讓許多人因此恐婚，對婚姻裹足不前；而適婚男女埋首拚搏事業，夙夜匪懈，成績斐然者眾，認為不一定要有婚姻，自己也可以撐起一片天。30 歲不想結婚，直到 40 歲遇到真命天子、天女，與相愛的人步入婚姻，此時人生計劃才為之改變！

　　然而即使已婚，仍有不少夫妻不敢生小孩，怕被迫退出職場，或因低薪的環境，怕養不起下一代……種種現實考量與顧慮，導致新生兒人口出生率為全世界最低，人口負成長，不婚不育、晚婚晚育這些社會現象，越來越普遍。

　　於此同時，也有一群人走入婚姻殿堂，幸福美滿，想要替兩人世界增加一些生活樂趣，想生下一代，卻面臨生不出來的命運──不孕族群。

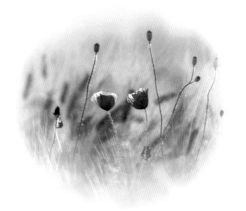

　　女性的生殖能力，與卵巢功能緊密相關，不過年輕時沒

有求子的壓力，本來 35 歲想當頂客族，45 歲卻萌生想生的念頭，但此時卵子的庫存量卻少得難以懷孕，卵巢中的卵子數隨年齡增加而急速減少，不但數量少，品質也不如年輕時。於是，我們看到越來越多的已婚不孕者。

寶寶的降臨，可以改變一個家的氣氛，有時像春風拂面，有時像炙熱太陽，家庭開始有了四季。家庭有了小孩，就有了新的核心，家庭的氣氛改變了，升格為人父母後，心智也會提升，對人生未來規劃及期望也會改變，這應是善的循環。但求子之路，有很多人不得其門而入，錯失良機。

政府對於不孕症不夠重視

行政單位及保險機關目前仍然認為不孕症不會影響個人健康，不屬於疾病的範圍。這種觀念讓不孕症夫妻在治療和保險的社會補助方面非常弱勢，不孕症的治療甚至無法抵扣年度所得的醫療費用，這是極其不合理的現象。須知不孕症治療不但是解決國家少子化的關鍵，更是家庭與夫妻和諧的良藥。國家對女性生育力的教育觀念並未好好的落實，女性不清楚自己的生殖能力，所以不知道錯過時機會導致不孕，其中也有婦科方面疾病造成的不孕，而近年來，臨床經驗甚至發現，男性不孕症也在逐漸增加中。

政府的育嬰補助是後端，許多政策針對已經孕育小孩的家庭，提出多項育嬰假、育嬰津貼、學習補助等等，但是有一群人想生卻生不出來，政府似乎忽略了他們的渴望，這群人因各種因素無法順利懷孕，需要不孕症治療，雖然台灣的不孕症治療與世界各國相較之下，成功率更高且更便宜，但是沒有納入醫療保險，因此費用所需不貲，讓有些家庭望之卻步，日前我有幸參與 2021 年 4 月立法院公聽會提

出試管嬰兒補助的主張，也慶幸這項試管嬰兒補助的方案在同年 7 月上路。

在 2025 年台灣將是世界第一老的國家，65 歲以上人口超過 15%，社會一味地追求延壽，台灣的醫療又是世界第一好，國家有健保制度，保險公司的疾病保險亦多又齊全，高齡化是不可逆的！

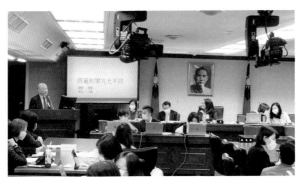

2021 年 4 月 29 日，徐明義醫師親赴立法院「我國面對少子女化困境之因應對策」公聽會

目前絕大多數的健檢項目中，不見針對女性生育力的檢查，更不見對生育檢查上的減免或補助。呼籲政府重視生殖醫療，重視少子化，如果能夠有生育力檢查給付／不孕症生育補助，讓已婚家庭至少「想生能生」，民間的企業在強調 ESG（Environment Social Governance；環境社會與企業治理）或 CSR（Corporate Social Responsibility；取之社會，用之社會）時，將「保持員工生殖力」納入檢核項目中。

國際企業如 Amazon、Google、Microsoft、Facebook，幫女性員工凍卵，讓女性在黃金歲月專心拚事業，不用擔心將來時不我與──生不出來，世界都朝高齡化與少子化邁進，台灣在生育保存的腳步慢了一些，卻面臨最嚴重的少子化危機！

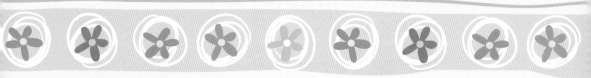

目錄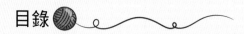

Chapter 1
台灣少子化有多嚴重？

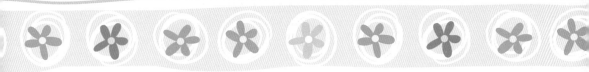

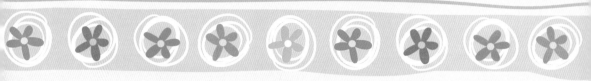

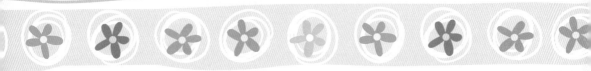

Chapter 8
高懷孕率的密技

Chapter 9
人工生殖技術，台灣傲視全球

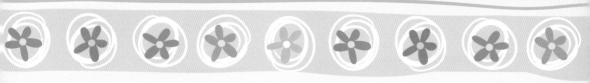

Chapter **1**

台灣少子化有多嚴重？

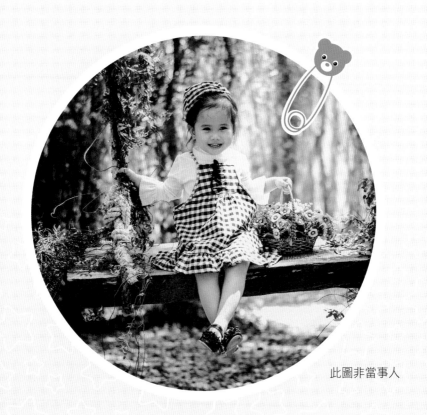

此圖非當事人

每年農曆正月初一，我的建中同學們一大早聚在一起拜年，互道健康平安之外，總會提及某家的適婚子女，有對象了嗎？婚配否？近幾年得到的答案，都是否定的！如果有「成公」人士——成為祖父、升格為阿公，大家莫不額手稱慶，眼神充滿了羨慕！雖然，只是一個小小的同學會，卻也充分反映了現代的社會狀況。

2021 年結婚對數僅 114,606 對，創下歷年新低，出生人口也是新低，甚至是全世界最低，人口減少影響消費，削弱經濟成長，甚至影響國力，這些現象值得你我審慎思量，因為人口危機真的已經迫在眉睫了！

台灣生育率，竟然全球最低

40 年前台灣每年嬰兒出生數達 40 萬人，2021 年台灣出生人口只有 15 萬 3 千多人，少子化造成的社會影響已漸漸浮現，導致工廠找不到工人，農田乏人耕種，有些地方大學已經關門解散或併校了，這個問題台灣過去就常常關注討論，然而當 2020 年美國 CIA 公布世界各國的生育率時，台灣竟然是全球最低，不但少子化非常嚴重，而且是世界之最。

2021 CIA 報告：台灣生育全球最低

223	**Hong Kong**	1.22	2021 est.
224	**Macau**	1.21	2021 est.
225	**Singapore**	1.15	2021 est.
226	**Korea, South**	1.09	2021 est.
227	Taiwan	1.07	2021 est.

數據來源：：中央情報局 Central Intelligence Agency

2020 年人口數，生不如死

內政部公佈 2021 年全年出生人數統計出爐，寫下了兩項新低紀錄，全年出生人數 15.38 萬人是歷年新低，2021 年 1 月僅不到 1 萬名新生兒，是歷年單月新低。2021 年全年死亡人數則為 18 萬 3,732 人，死亡人數足足比出生多出近 3 萬人，自然增加率為負成長千分之 1.27。自 2020 年人口自然成長「死亡交叉」後，已連續兩年「生不如死」。

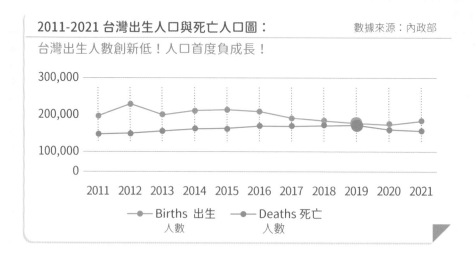

2011-2021 台灣出生人口與死亡人口圖： 數據來源：內政部

台灣出生人數創新低！人口首度負成長！

- ━━ Births 出生 人數
- ━━ Deaths 死亡 人數

2021 出生 15.3 萬人，創歷年新低且持續下滑中

台灣戰後嬰兒潮世代，生育數年平均都達到 40 萬人，尤其是 1976 年的龍年有高達 42 萬 5 千名新生兒報到，到 1994 年出生的嬰兒數剩 32 萬人，到 2021 年出生 15.3 萬人，才一年就又少了一萬人。主計處的報告指出，若延續這個趨勢，預估 2037 年出生人口將跌破 10 萬人，雪崩式的下滑趨勢，數字令人觸目驚心！

適婚者，不婚人口高達四成

女性教育程度提高，求學年限不斷延長，人生職涯規畫發展影響到結婚年齡往後拖延，也影響了女性生第一胎的生育年齡由 10 年前的 29 歲增加到去年的 31 歲；不婚人口也創下史上最高，據行政院主計總處統計，2020 年全台 25 歲至 44 歲適婚年齡者的未婚率高達

43.2%，這些都對我們日漸下滑的生育率更加不利。

不婚、不育，寧願養寵物

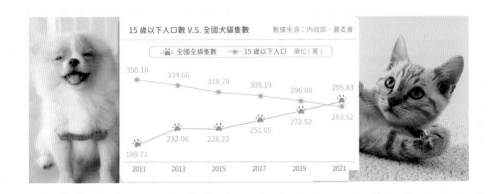

15 歲以下人口數 V.S. 全國犬貓隻數　數據來源：內政部、農委會

全國全貓隻數　　15 歲以下人口　單位（萬）

造成少子化，成因複雜，晚婚及低結婚率，生育年齡延後，育兒成本增加，社會經濟各種因素，交織成複雜的少子化現象、並非一朝一夕可以解決。

但是，其中晚婚造成的不孕或不易懷孕，只要是想生皆可以藉由生殖醫學解決，已婚不孕者、男女雙方都需要接受檢查，千萬不要以為生不出來是女性的問題，我的門診中有許多個案，是男性的生殖系統出錯了，在下幾章將會探討男女不孕的原因及解決方式，男性的不孕大部分都可藉由醫學技術解決，女性則比較複雜！

女性的不孕、病理因素也都可以經由醫療獲得解決，但是生育關鍵的卵巢—卵子的倉庫，跟年齡有極大關係，這方面可說是女性生育的天敵，卵子庫存量沒有了，可不像財物再賺就有，沒有卵子庫存，就無法製造自己的小孩！

想要懷孕其實沒有想像中的困難，全家一起面對，尋找專業生殖醫師，避免不孕，必須要有正確的生育認知，正確的生育認知就從關心卵巢開始吧！

少子化的關鍵器官——卵巢

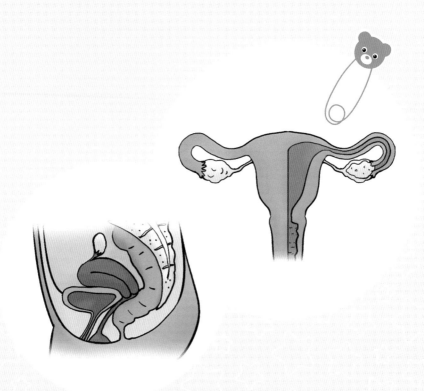

女人的一生都和卵巢有著密切的關係，從初經、月經、懷孕、更年期到停經，都和卵巢的功能習習相關。但是很多女生對於卵巢的功能一無所知，不知道自己的卵巢年齡，大多只知道有月經、沒月經、停經，知道停經就是卵巢沒功能了，但是對於停經之前，卵巢是否已衰弱一事完全不清楚，等到想懷孕生子時才發現困難重重。

卵巢的功能

卵巢的功能主要有兩方面，一是分泌女性荷爾蒙，控制生理上排卵和月經的功能，一是儲存卵子，維持生育能力。這麼重要的器官，絕大多數的女性對自己的生育完全沒有概念。女性的卵巢本身就是一個卵子的倉庫，以前都要等到停經時才知道倉庫的貨用完了，現在的醫學從抽血檢查 AMH（抗穆勒氏管荷爾蒙）的指標就可以知道卵子的庫存量。這對於生殖醫學界關心女性的生育能力，女性知道自己生育力的健康狀態都有很大的助益。

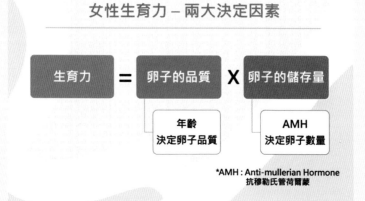

女性生育力 – 兩大決定因素

生育力 ＝ 卵子的品質 X 卵子的儲存量

年齡
決定卵子品質

AMH
決定卵子數量

*AMH : Anti-mullerian Hormone
抗穆勒氏管荷爾蒙

妳知道卵巢的年齡嗎？

女性憧憬婚姻，進而組織新家庭，只是新時代的生活型態常常耽誤了生理上的好時機，為了求學和工作，不知不覺就年過 30 了，但是很少人知道年過 30 歲之後懷孕的機會就漸漸降低，自己的卵巢剩下多少的功能呢？答案竟然只剩十分之一，這對於女性懷孕生子非常的不利，所有的女性都該注意這個問題的嚴重性。

卵巢老化、早衰

卵巢的卵子儲備量是有個別差異，至少百分之 1-2% 的女生會在 40 歲以前停經，臨床上稱為早期卵巢衰竭，對於這些女性如果不早日檢查，採取措施，等到想要生育時就會發生無法補救的狀況。

我的客戶中，許多二十多歲的女性，卵巢年齡指數超過 40 歲，檢查後通常非常驚訝且難以接受，還有更多 30 幾歲的社會女性精英，卵巢年齡比實際年齡大很多，這些臨床案例也有增加的趨勢，如果早日知道自己將面臨不孕的危機那有問題應即早治療，或是先行凍卵，留下年輕的卵子，為日後懷孕做準備，將來才不會有想生不能生的遺憾。

卵子過著減法人生

女性的卵巢在媽媽肚子裡的胚胎期已經形成，20 周左右女嬰就累積了六、七百萬個卵子，之後就不斷減少，人剛出生時有一、兩百萬個卵子，到青春期時還有 30、40 萬個卵子，不斷地慢慢減少，一

直掉到最後沒有了卵子——停經。卵子會老，也會生病，如巧克力囊腫、卵巢開過刀被破壞等情形，卵巢受過傷功能就會減損。

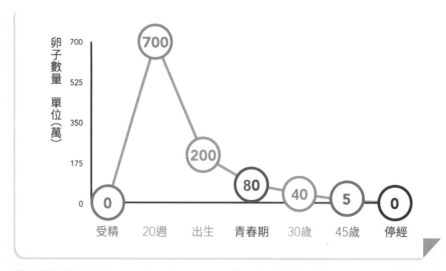

卵子儲存量圖

拒絕不孕

　　以前女性在 30 歲前已生完小孩，因為要有體力哺乳養育小孩長大，這是上帝對於人類生活的規畫，如今社會環境轉變，人類壽命也延長，但是人類的卵子壽命並沒有隨之改變，30 歲的卵子不再年輕，卵子年齡又決定了懷孕率，因此對於一生的懷孕規劃，現代女性必須要有一番事前的思考與準備，拒絕未來面對的不孕困擾。

Chapter 3

驗 AMH 就對了

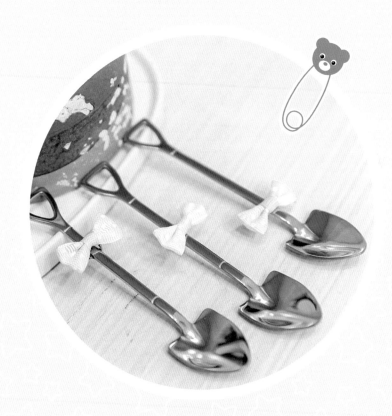

AMH ──女性的生育指標

　　卵巢是女性最重要卻最常被忽略的器官，它有兩個主要的功能，一個是分泌女性荷爾蒙控制女性生理週期，另外一個則是儲存卵子維持生育能力。這麼重要的器官，絕大多數的女性卻對自己的卵巢一無所知，殊不知卵巢不但主宰女性一輩子的生理，如器官發育、初經、青春期、生育、更年期、到停經；也控制每個月的月經，甚至影響女性的情緒及生活作息。

　　早期，醫師並無法評估卵巢的狀態與功能，只有在停經時，我們才能檢查出卵巢已經停止工作了。近些年來，醫學界發現一個早期胚胎分化成男生及女生的荷爾蒙，可以用來評估卵巢的功能，這個荷爾蒙稱為抗穆勒氏管荷爾蒙（AntiMullerian Hormone；AMH）。

妳可能知道銀行存款，卻不知道卵子的庫存量

　　卵巢是儲存卵子的倉庫，如何得知妳還有多少庫存呢？近年的研究顯示抽血檢測 AMH 是檢查卵子儲存量最好的指標，有了 AMH 的指標，我們可以了解每個女性的卵子庫存量，而卵子庫存量就是這位女性的生育指標。不需避開生理期，任何時候抽血檢測，就可以知道妳的 AMH 值，並了解妳的卵子庫存量。

透過檢測 AMH，了解卵巢的個別差異

　　事實上，卵巢的卵子儲備量是有個別差異，至少百分之 1-2 % 的女生會在 40 歲以前停經，臨床上稱為早期卵巢衰竭，我們目前的資

料也顯示大約 10-20 % 的三十多歲女性卵巢內卵子的儲備量已經低於一般 45 歲女性的儲備量，也就是說許多育齡女性卵巢功能其實已經是在衰竭邊緣，如果不早日檢查，採取措施，等到想要生育時就會發生無法補救的狀況。

生育力認知

這半世紀來生育年齡由十多歲到二十多歲，近年由三十多歲到最近四十歲，其實人類的生理條件沒有改變，只是相對年齡的觀念改變而已。生育認知最簡單的方法就是讓女性了解自己目前與未來的生育能力，女性應該了解自己的卵巢功能及卵子儲備量，此項重要的健康指標，時時關注。

我們了解年齡是卵子老化無法抵禦的天敵，要對抗這天敵，最簡單的方式就是廣泛應用 AMH 檢查，讓女性能了解並掌握自己的生育能力。其次要了解生育保存的可能性，目前醫學界並沒有延遲或逆轉卵巢及卵子老化的方法，但是冷凍保存卻是近年來生殖醫學最大的成就，也就是說，女性生育能力可以藉由冷凍卵子的技術加以保存，而這項技術讓女性的生育能力可以與生育年齡脫鉤。

卵子凍齡，但不能回春

卵巢的檢測是近十年來才成熟的檢驗工具之外，卵子的冷凍也是這十多年來才發展成熟、可以臨床應用的技術，冷凍卵子在醫學上已經努力很久，由於成熟卵子是非常脆弱的細胞，很容易在傳統冷凍過程中受傷，醫學界研發出玻璃化快速冷凍的技術，大大提高了卵子冷凍保存在不孕療程中的成功率，依目前發表的研究資料顯示，卵子冷凍在可靠性及安全性都沒有問題，這項技術彌補了我們在生殖醫學中最無法突破的盲點，就是卵子老化的生殖障礙，以目前的醫學技術而言，我們沒有能力讓老化的卵子變年輕，但是我們可以冷凍保鮮，也就是說，生殖醫學目前無法讓卵子「回春」，但是可以「凍齡」。

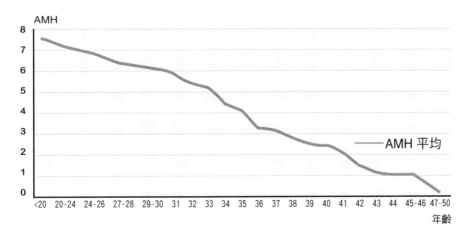

年齡別的卵子儲存量（年齡與卵子儲存量之關係）

Chapter 4

凍卵／捐卵 V.S. 凍精／捐精

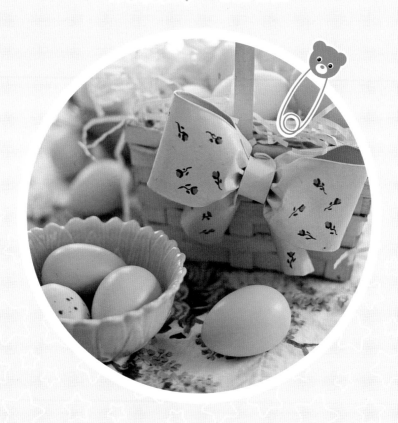

許多人嚮往婚姻，要和心愛的人結婚，生下愛的結晶，把自己的孩子撫養長大，但是時代快速變遷，女性結婚的年齡由 20 多歲延長到 30 多歲，甚至到 40 多歲才想要結婚安定下來，人類的觀念想法改變了，但是我們身體的生理機能自古以來從未變過，女人的生育能力還是和以前一樣有其極限，時間到了卵巢就會停工，所幸新時代的醫療生殖科技可以讓年輕的卵子停止老化，那就是凍卵。

凍卵──讓女性和生育年齡脫鉤

　　以凍卵的方式保留女性的生育力，女性可以選擇生育的時間，讓女性的生育和年齡脫鉤，這樣的快速冷凍生殖技術是最近十幾年來才趨於成熟，女性因為卵子年齡的限制，自古以來生育力受到限制，凍

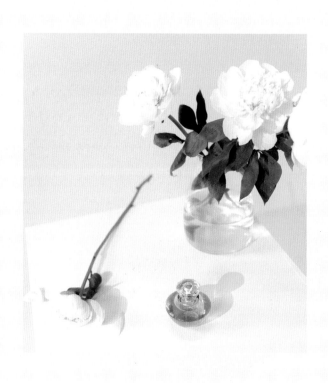

卵，可以說這是現代女性的福氣，不再受限於年齡對女性在生育上的藩籬，人生多了一項幸福的選擇。

快速冷凍，卵子品質不受影響

卵子是非常脆弱的細胞，以前沒有快速冷凍技術，冷凍卵子過程很容易受傷，多年來醫學界一直努力，想要能夠提供完美的冷凍方法來保存女性的生育能力，但是解凍後的存活率一直都不穩定。最近發展出快速冷凍的方法，除了提供方便的冷凍方法外，也有近乎百分之百的存活率，這項發展讓冷凍卵子變成一個方便穩定的選項。

凍卵應有良好控管的實驗設備

冷凍卵子是存放在攝氏零下 196 度的液態氮儲存桶中，卵子非常脆弱容易受傷，快速冷凍是讓卵子不要結冰，因結冰會影響卵子結構，而冰晶會刺傷細胞，結冰之後再解凍會傷害卵子的品質，快速冷凍讓卵子來不及結冰，卵子自然不會受傷，這樣的技術下冷凍的卵子和新鮮的差異性不大，也間接讓試管嬰兒的成功率提高很多。

最近大家都一窩蜂的談凍卵，詢問度也很高，在此想提醒要凍卵的女性們：需慎選凍卵的生殖醫療機構。

不同實驗室、不同環境，冷凍出來的品質不一樣，凍卵的品質、解凍的技術都會影響懷孕率。冷凍、解凍均需有嚴格的控管，如果沒有嚴格的實驗室，再權威的醫生，懷孕率也會受影響。

醫界發表的各項研究報告顯示，冷凍卵子解凍後的懷孕率和新鮮卵子幾乎沒有區別，而經由冷凍卵子懷孕後生產的新生兒在先天畸形

方面也沒有增加，這些報告證實新的冷凍卵子技術不但在保持卵子品質方面沒問題，在安全上也沒有疑慮，因此新的卵子冷凍技術的確可以給予短期沒有生育計畫的年輕女性一個合適的生育保存的機會。

凍卵當作是一種保險，請 35 歲前完成規劃

最近凍卵成為女性熱門話題，演藝界的女明星為自己凍卵也時有所聞，這是一個好現象，女性 35 歲之後的卵子快速減少和老化，雖然在醫美發達的年代，很多 45 歲的女子外表看起來像 25 歲，但是體內看不見的卵子已經老化又快速流失了，也許為了拚搏學業和事業還沒結婚，但如果把年輕健康的卵子先行冷凍儲存起來，不管何時結婚，都為自己保留了將來生兒育女的機會，可以安心地尋找合適的人生伴侶，即使最後不需要用上，也算是為自己買了一份保險，保障孕育下一代的生育力。

冷凍卵子的生育成功率和女性凍卵的年齡有關，考慮凍卵者必須要注意時間，凍卵在 35 歲之前的成功率遠大於 35 歲之後，這是必須密切重視的關鍵，有很多人凍卵的結果是最後並沒有使用，在美國還可以捐給別人用，但台灣的法規尚未開放，凍卵的人其實是存有保險的概念，希望不要用到，抱著未雨綢繆的心情，為自己準備一個不要後悔的人生，隨時有自己的卵子在卵子銀行裡待命，人生不留下遺憾。

年齡是關鍵，把握黃金年齡——
43 歲以上，活產率不到 5%

目前雖然凍卵的技術如此成熟，但是冷凍卵子的品質數量，是跟年齡正相關，年齡依然是成功懷孕的關鍵。43 歲以上的活產率數十年沒變過，僅不到 5%，46 歲的婦女如採用 30 歲的卵子，那懷孕的成功的機率和 30 歲的女性差不多，顯然高齡產婦的難題在卵子，子宮不是問題；凍卵也是要及時，不要等到 35 歲之後警鈴大作才著急。

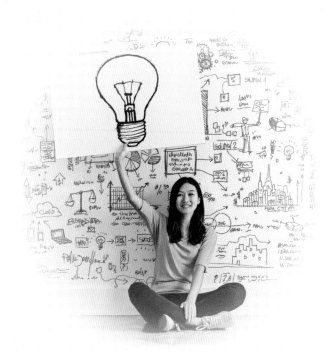

冷凍卵子和冷凍胚胎的不同

　　已婚婦女如果暫時不想懷孕，可以考慮取卵後和先生的精子結合受精發育為胚胎，以冷凍胚胎的方式存放。卵子帶有 23 個染色體，精子也帶有 23 個染色體，受精成為胚胎後有 23 對 46 個染色體，因此冷凍胚胎比冷凍卵子更為安定，不過，台灣的法令規定需要已婚身分才能凍胚。

可以同時凍胚及凍卵

　　冷凍卵子的法律規範是隨著人的生命存在，而冷凍胚胎的法律規範只能保存十年，並隨著婚姻關係存續，為夫妻共同擁有，離婚或一方死亡，必須銷毀。已婚者聰明凍卵的方法是一半做凍胚，一半做凍卵，做為日後更周全的考量。

癌症病友的生育安排

　　癌症治療包括手術治療、化學治療、放射治療都可能傷害生殖功能，治療時程也相當長，因此女性若考量保留日後生育的機會，可先冷凍保存卵子，因為不僅卵子隨著年齡增加不斷老化，卵巢組織也可能因癌症治療而遭到破壞，在安排癌症治療計畫時，可同時考量保存女性的生育機會，因為當前醫界對於癌症治療的效果愈來愈好，存活率愈來愈高，癌症病人未來的生育機會不宜忽略。至於男性癌友們在治療前，凍精，取得最佳品質精子，日後仍輕鬆享受為人父的喜悅。

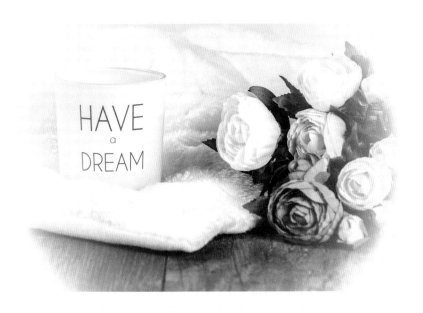

捐卵

　　卵子是女性最寶貴的資產,女性的一生,從胚胎時期的七百萬個,到青春期三十萬個,直到停經所有卵子消耗完畢,每月每天都有數十數百的卵子不斷的消失中。

　　女人一輩子排出來的成熟卵子約莫 500 個,其他都退化消失,捐卵取卵只是將要退化的卵子取出來,並不會消耗原有的庫存量。

　　保存卵子等於保存生育能力,而捐贈卵子則提供卵子協助另外一位女性圓一個生兒育女的願望,將卵子捐贈給期待生育卻因為沒有卵子無法懷孕的女性,實踐當母親的喜悅,是多麼令人感動的善舉。

捐卵應注意事項

- ⓐ 20-30 歲有性經驗女性，有意願捐贈卵子給予其他需要卵子的女性懷孕生育者
- ⓑ 經填寫捐卵意向書後，進行初步卵巢功能檢查
- ⓒ 卵巢功能正常，可填寫捐卵同意書，報請國健署查核
- ⓓ 符合捐贈者資格，進一步進行遺傳與感染性疾病篩檢
- ⓔ 如果一切正常，可以面談說明，簽署正式捐贈同意書
- ⓕ 選擇受贈者，送國健署親屬比對
- ⓖ 符合資格，配合月經週期，給予口服及注射針劑幫助增加排卵數量
- ⓗ 所有檢查及治療，捐贈者不須負擔任何費用，如果成功捐贈，捐贈者可以領取營養補助費最高新台幣九萬九千元。

　　捐卵者年齡大多在 20 幾歲，年輕的卵子，植入正常的子宮，懷孕率比自然懷孕的比例高很多，看下列圖示即可明白，這也證明卵子年齡決定懷孕率。

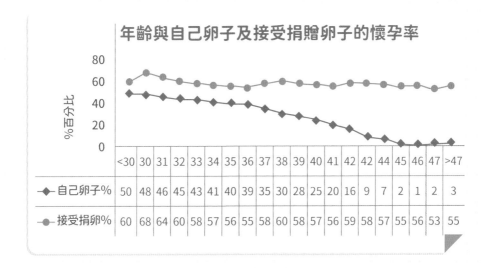

年齡與自己卵子及接受捐贈卵子的懷孕率

	<30	30	31	32	33	34	35	36	37	38	39	40	41	42	42	44	45	46	47	>47
自己卵子%	50	48	46	45	43	41	40	39	35	30	28	25	20	16	9	7	2	1	2	3
接受捐卵%	60	68	64	60	58	57	56	55	58	60	58	57	56	59	58	57	55	56	53	55

受贈卵子，45 歲女性成功懷孕的案例

45 歲的楊小姐曾經在多家不孕症中心歷經了 7 次失敗的試管嬰兒療程，五年來用過無數個驗孕試紙、驗孕棒的結果都是失望，由於年齡已大且檢查數值不佳，AMH 值幾乎為零，建議她以借卵的方式。

當時她由別家醫院介紹過來時，就曾很明確的告知受贈卵子有很高的成功機率，她很期待，抱著喜悅的心情一試，很快的辦理受贈卵子申請手續，大約 2-3 個月，順利媒合一位合適的捐卵者。年輕的卵子形成的胚胎品質很好，果真年輕的卵子一舉得女，女兒一歲半時帶來診所，非

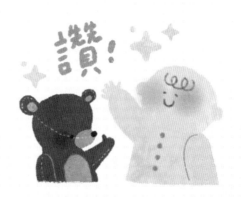

常黏媽媽，她也衷心感謝捐卵者！這也證明年輕的卵子決定懷孕率。

她鼓勵尚未成功懷孕的夫妻們，只要繼續堅持，選擇值得信賴的生殖醫學中心，就能完成人生想要擁有寶寶的夢想，而尚未有對象的女孩，也可考慮先進行凍卵療程，為自己保留一線「生」機，造福自己平凡享有生子的願望。

捐精／凍精

如前所述，男性的睪丸是個製造工廠，每天都在製造精子，但並不表示他們就都可以正常使用，醫學上統計，不孕症族群中，單純因為男性問題造成不孕的佔 20-30%。

大多數男性不孕病理原因並不明確，男性需有下列正常的狀況，才可以達到生育的目的：

1. 精子的數量、活動力及型態
2. 精子染色體正常
3. 精液射出功能

上述皆正常的狀況下，仍有可能被診斷為不明原因不孕，如果男性不孕或有上述的生殖功能障礙，但想孕育下一代，就可以藉由捐贈精子，來達成目的！

與卵子相比，精子的保存技術相對容易許多，解凍後使用率也高很多，冷凍精液在生殖學方面的運用已越來越廣泛。

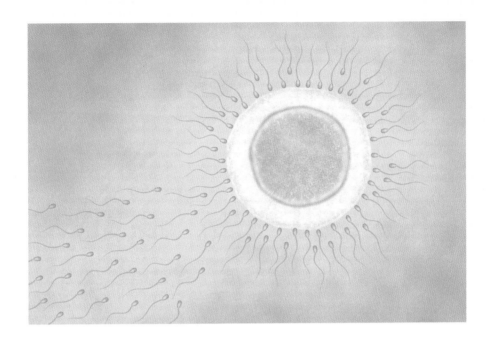

冷凍精液的用途可以是：

1. 當男性需要做放射線治療、化學治療，可能會影響生育能力，就應該考慮，將精液冷凍保存。
2. 為了增加精子的數量。有些男性並不是沒有精子，而是**數量較少**，或活動力不足，冷凍精子可以零存整付的方式，幫助懷孕。
3. 夫妻分隔兩地，先取得精子冷凍起來，配合妻子的排卵時機。

捐精應注意事項

1. 必須經過愛滋病、梅毒、淋病、肝炎等多項傳染病的篩檢，由於檢驗有空窗期，必須在精液取出後先冷凍儲存半年，半年後證實沒有感染，才能使用。

2. 精子捐贈在台灣是合法的，捐精者也可以獲得 8,000 元的營養金，相對於捐卵的 99,000 元相距甚遠，因為卵子實在太珍貴了，精子相對容易取得。

捐精案例

有一個個案是這樣的，單身女性菁英，沒有結婚對象，但想擁有自己的小孩，在台灣她是無法借精子達到目的，因現階段法令並不允許未婚女性接受精子捐贈，她只好跑到歐洲，挑一個體格外貌令她滿意、無疾病史的健康精子，兩年後如願帶個金髮藍眼的小帥哥回台。

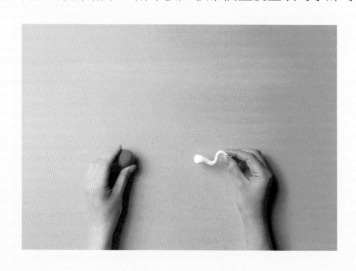

現代新女性主義抬頭，不婚者明顯增加，先前已提過的凍卵是很好的人生規劃，如果真想要未婚生子，務必要有周全的考慮，千萬不能貿然行事。

另一個案是，先生 35 歲，檢查出是無精症，而且染色體少一條，這種情況即使手術取精都會有困難，在太太卵子正常的情況下，必須接受他人捐精。

也有一名 45 歲男子，被診斷出無精症，經過泌尿科專業的取精手術，都無法取到精子，現在正媒合適當健康的精子，和太太的卵子結合成胚胎，待適當時機植入。

Chapter 5

我為什麼不能懷孕？

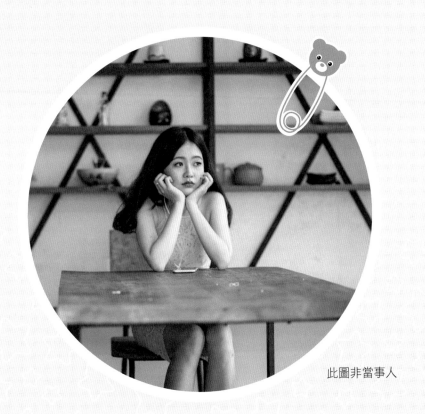

此圖非當事人

什麼是不孕？

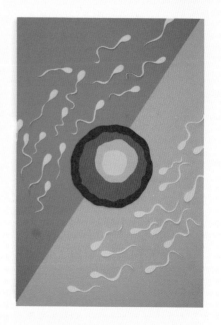

　　不孕的定義通常是指夫妻在沒有避孕的情況下，經過一年依然沒有懷孕，就稱為不孕症。不孕症並不代表不能懷孕，只是比較不容易懷孕，有時候懷孕是機率的問題，不孕的夫婦多數仍然有機會自然懷孕，但是如果想懷孕且經過一年沒能順利懷孕，就需要進一步檢查，女性如果超過 35 歲，更要積極檢查及治療。

　　女生每個月來一次月經，每次月經週期有可能是懷孕的機會，不孕不是只有女性的問題，夫妻雙方都有責任，因此不孕的檢查男女雙方都需要做。人類懷孕的過程是由先生的精子進入太太的體內孕育出一個新生兒，由媽媽的子宮產出，這整個過程有無數關鍵的步驟，只要有一個地方出了問題就會導致懷孕失敗。

不孕的原因

　　不孕的原因也有很多，以下簡單分為四類來說明。

(一) 女性因素

　　1. 排卵功能異常及荷爾蒙失調。

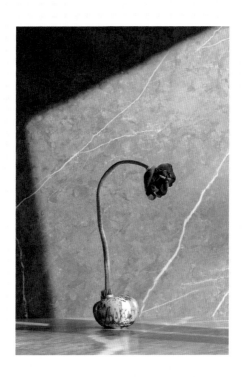

2. 子宮頸黏液分泌異常，使精子無法順利進入子宮腔內。

3. 子宮腔結構異常，子宮內膜沾黏或功能異常。

4. 輸卵管因發炎或感染（感染一定發炎、發炎不一定有感染）造成沾黏或阻塞。

5. 腹腔內因素（如子宮內膜異位症，或骨盆腔、卵巢、輸卵管感染沾黏）。

(二) 男性因素

1. 精液異常：精子數目減少、型態異常或活動力減弱。

2. 睪丸製造精子障礙：有先天性異常、染色體異常、荷爾蒙異常、感染性疾病、精索靜脈曲張、慢性疾病、外傷、環境毒素、睪丸腫瘤、藥物影響等病因。

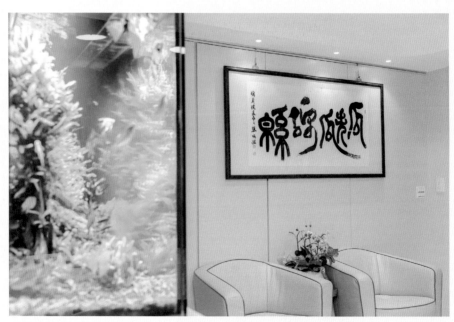

「瓜瓞綿綿」，書法大師張炳煌所贈

3. 精子運輸系統異常：包括先天性無輸精管症或後天輸精管阻塞。

4. 性功能障礙：如陽萎、早洩或無法射精、尿道下裂等。

(三) 混合因素

即男女雙方皆有一些問題。

(四) 不明原因

不孕夫妻在接受一定範圍的檢查評估後，仍然找不到特定病因，則可歸類為不明原因的不孕，亦即用現有醫學技術無法輕易診斷的不孕症。找不到原因，並非代表正常。高齡婦女生育能力下降的情況一

般也驗不出來，因此 35 歲以上的婦女即使找不到原因，也應積極面對不孕問題。不明原因的不孕症，多數病例經過適當治療仍可成功受孕。

不孕的檢查

懷孕關鍵的部分就是精子、卵子、及子宮，想懷孕的夫妻要知道為什麼不孕，當然就是圍繞這些問題檢查；精子的部分就是檢查男生的精液，看看精子的數量、活動力、和型態。卵子的部分就是要檢查卵巢的功能、排卵的狀況，這可以經由問診及抽血檢查 AMH 值，而子宮檢查比較複雜，要檢查輸卵管是否正常、子宮有沒有肌瘤、子宮內膜是否異常，因此需要影像學方面包含超音波、子宮鏡、及輸卵管攝影等檢查。另外對於感染、免疫、或者基因染色體等，也在不孕的問題扮演重要角色，可以依照每對夫妻的狀況分析建議做進一步的檢查。

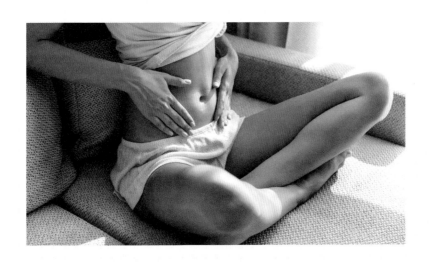

(一) 女性生育力檢查

雖然造成不孕的原因很多，但許多不孕症的檢查可能費用很高或重要性不顯著，因此在臨床上通常會選擇部分較重要的檢驗做為第一線檢查，再依據檢查結果，決定直接進入治療或做進一步檢驗，最基本的檢驗有：

1. 詳細的婦產科病史、月經與排卵狀況、同房情況、生育能力及不孕治療的紀錄。

2. 理學檢查：子宮、陰道、子宮頸及生殖器官之檢查。

3. 超音波檢查：子宮形態、子宮內膜檢查、子宮肌瘤、卵巢及排卵檢查，近來超音波除了用於檢查外，陰道取卵、植入時對子宮的觀察都很有幫助。

4. 卵巢功能的檢查：卵巢卵子儲備的判斷不只是女性生育能力的指標，在誘導排卵中對藥物的種類，劑量與給藥時機都與卵巢反應有關係。 許多檢驗卵巢卵子儲備量是提供不孕治療的第一步訊息，目前最常用的方法是月經期間利用超音波檢查卵巢內有腔濾泡數目（Antral Follicle Counts; 簡稱 AFC）及抽血檢驗抗穆勒氏賀爾蒙（Anti-Mullerian Hormone）。

5. 子宮鏡（Hysteroscopy）檢查：子宮鏡的檢查是利用內視鏡經由陰道經過子宮頸進入子宮腔來探索子宮內的情況，可以看到子宮內是否有子宮內瘜肉，子宮肌瘤，或者子宮內膜沾黏等病灶，目前利用軟式子宮鏡可以不需要麻醉在門診直接施行，如果需要手術可以另外安排。

6. 感染：梅毒、AIDS 與肝炎要事先檢查，而披衣菌與淋病是最常見的性傳染病。披衣菌在臨床上可能無症狀也可能急性骨盆腔發炎。披衣菌感染會造成慢性子宮內膜發炎，因而降低受孕

率也會提高流產率，因此披衣菌的診斷在不孕症中特別被重視。披衣菌的診斷除了傳統用培養的方式檢查外，現在可利用子宮頸及尿道的樣本做檢查，最近還有用尿液來檢查。

7. 子宮及輸卵管攝影術（HSG）：月經結束後排卵前，將顯影劑注入子宮，利用 X 光放射線攝影，檢查輸卵管的通透性及子宮腔的完整性，並檢查是否有子宮的先天異常。

8. 排卵的檢查：利用 LH 的試劑、基礎體溫、子宮頸黏液、黃體素、子宮內膜切片、超音波追蹤等方式來檢驗排卵的狀況。

9. 荷爾蒙檢查：AMH、FSH、LH、泌乳激素、TSH、甲狀腺功能。

10. 免疫學的檢查：對於女性血清中抗精子抗體的檢查，或檢驗子宮頸黏液與精子的抗體。曾有報告指出，有 29% 的重複性流產有自體免疫的問題。

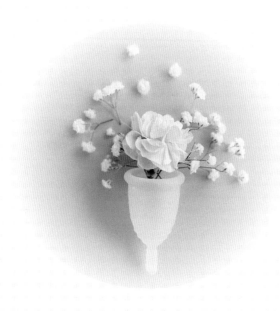

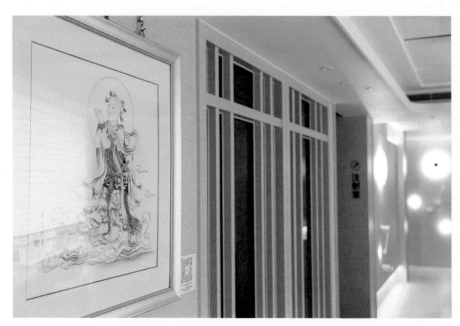

送子觀音，法鼓山信眾所贈

11. 同房後試驗（PCT，Postcoital test）：禁慾 2 天，排卵前盡量接近排卵時檢查，檢查前夜與丈夫同房，子宮頸黏液必須在性行為後 9-24 小時檢查。觀察其量、形狀及粘液粘性（spinnbarkeit），並在高倍鏡下觀察可動精子。

12. 腹腔鏡（Laparoscopy）檢查：以腹腔鏡進入觀察子宮、輸卵管、卵巢，並同時以藥劑打入子宮，觀察輸卵管的通透性，並觀察腹腔是否有沾黏，是否有子宮內膜異位。

(二) 男性生育力檢查

　　不孕的檢查，男女都一樣重要，然而與女性相較，男性的檢查單純許多，除了基本理學檢查外，大多數的男性都可以透過精液檢查來判斷生育能力。

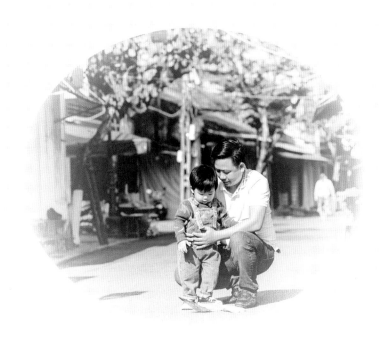

男性不孕則以不明原因的精子數量不足為主，有部分可能因為陰囊靜脈曲張、感染、服用藥物或物理性傷害，部分可能是先天的缺陷。

男生的生育能力雖然也會隨著年齡增加而下降，但是下降的程度不如女性明顯，因此經常可以看到，50 歲以後的男性依然很容易可以當爸爸。

男性不孕問題，大部分可處理

近年來生殖技術進步，即便射精後沒有精子，只要睪丸仍在製造精子，經由睪丸取精再利用單一精蟲顯微注射的方式，依然可以達成受精懷孕的目的。因此男性不孕的問題除非完全沒有製造精子，否則大部分都可以處理。

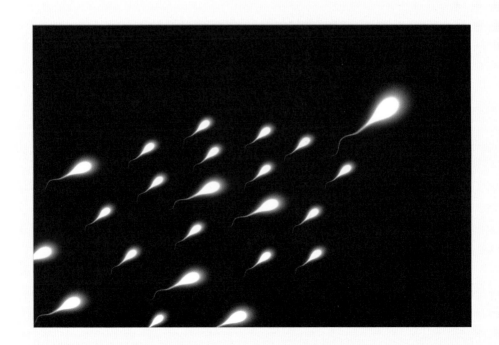

如果要能正常受孕，在男性的評估項目，包含基本精液檢查、精子染色體、精子功能、精液射出功能，男性不孕的診斷，絕大多數都是經由精液檢查發現不正常。檢查項目繁瑣，就不在這裡贅述。

我們有許多位被判無精症的男性，藉由手術，在副睪或睪丸找到精子，最後懷孕成功的案例。所以，男性的不孕問題處理起來簡單，大致可獲得解決！

婦科疾病造成的不孕

有一些經常被忽略的婦科疾病，會悄悄侵蝕妳的生育力。以下幾項是比較常見的：多囊卵巢、子宮內膜異位、子宮肌瘤、壓力情緒、肥胖、輸卵管不暢通、年齡……等。

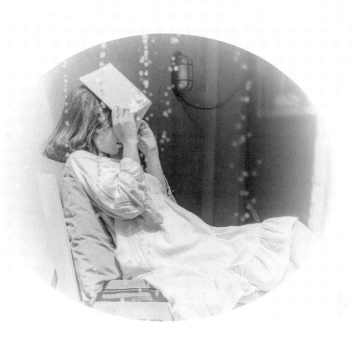

(一) 多囊性卵巢

多囊性卵巢問題在生育年齡婦女大約佔了 10%，主要的診斷依據有三個條件，即月經不規則、雄性素過高及超音波卵巢呈現多囊性卵巢型態；雖然國外的研究認為，許多多囊性卵巢患者有肥胖、毛髮濃密的問題，但是我研究台灣的多囊性卵巢症候群 20 多年，發現台灣半數以上的多囊性卵巢患者並沒有肥胖的問題，而是長青春痘，這和日本很像。這項臨床研究報告曾在美國生殖醫學會官方期刊發表，也在香港、北京、夏威夷、首爾舉行的國際學術演講會中發表。

多囊卵巢為什麼會不孕呢？

多囊性卵巢患者經常有不孕的問題，主要是多囊性卵巢造成排卵的障礙，有時沒有排卵，當然就不容易懷孕。人類是單胞胎動物，每

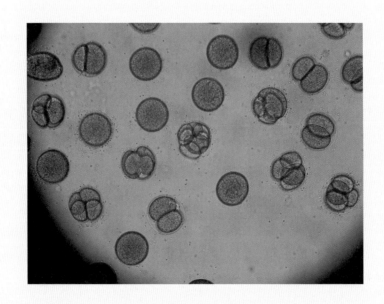

次月經通常只排出一個卵子。多囊性卵巢患者的排卵障礙是因為是卵子數量比一般人多，相等大小的卵子比較多，相互競爭，再加上排卵的調節功能異常，因此經常無法成功排出一個單一的卵子，也就伴隨月經異常。

多囊和試管嬰兒

對於試管嬰兒療程而言，多囊是很大的優勢，但這也存在風險。卵子數量多，試管嬰兒的懷孕率就很高，許多多囊卵巢患者只要執行一次取卵療程，可能一輩子的生育問題都可以解決，這是卵子多的優勢。但是取太多卵子，也存在卵巢過度刺激的風險，最好的預防方法就是促排用藥的控制及胚胎冷凍。

(二) 子宮內膜異位症

子宮內膜異位是女性不孕症最常見的問題，基本的定義就是子宮內膜組織跑到子宮以外的地方。發生子宮內膜異位的主要原因，一方面是女性月經後經血逆流，正常月經是經由陰道排出，但是部分經血可能經由輸卵管逆流回骨盆腔，而在其他地方生長，引發子宮內膜異位。

然而大多數的女生在月經時都有經血逆流的問題，為什麼只有部分的女生會有子宮內膜異位症呢？正常的女性會利用免疫系統清除這些異位組織，而內膜異位患者無法清除，因此就牽涉到患者本身免疫及遺傳或體質的問題。

子宮內膜異位誘發巧克力囊腫，子宮肌腺症

內膜異位是持續性的疾病，月經來的疼痛是一般患者最早期的問題，內膜異位患者年輕時幾乎每一次月經來都會疼痛，但是一般檢查不一定會有什麼問題，隨著年紀增加，內膜異位的病灶也會越來越明顯，逐漸的卵巢巧克力囊腫或子宮肌腺症可能會表現出來。子宮內膜異位另外一個問題就是不孕；由於內膜異位組織在骨盆腔內造成的慢性發炎狀況，造成精子、卵子及受精胚胎受傷，形成不利於懷孕的環境，另一方面也會因為內膜異位造成卵巢、輸卵管及骨盆腔受傷而降低懷孕的機會。

子宮內膜異位造成的不孕

子宮內膜異位會造成疼痛及不孕的問題，而且很難完全治癒。最重要的原因在於是子宮內膜異位是持續性發展的疾病，就算治療過後，只要有月經週期，就有復發的機會。而藥物治療過程通常是無法

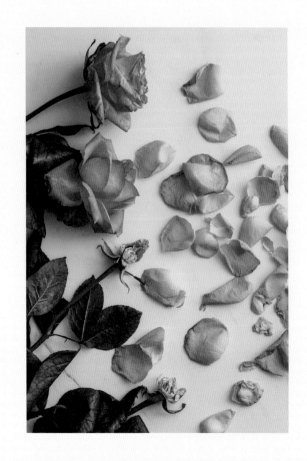

懷孕，必須利用治療及復發的空窗期盡速懷孕，因此要面對子宮內膜異位治療，最先要確認懷孕的規劃。

　　已經沒有懷孕需求的婦女可以放心全力治療子宮內膜異位症，而對於目前沒有懷孕規劃，但將來需要懷孕的女性，一定要考量卵巢及相關生殖器官的功能，控制並降低子宮內膜異位疾病持續發展可能的傷害。

(三) 子宮肌瘤

子宮肌瘤也是女性常見的疾病，通常肌瘤是屬於良性的病變，所造成的症狀主要在月經的異常，例如經血較多、經血來的時間較久等問題，子宮是胎兒著床的處所，肌瘤對於著床的影響主要在於位置和大小，一般子宮肌瘤對應子宮內膜的相對關係分為三種，遠離子宮內膜而長在子宮最外層漿膜下肌瘤，對懷孕幾乎沒有影響，而最貼近子宮內膜的稱為粘膜下肌瘤，可能會使胚胎床著床機會減少到三分之一，太大的肌瘤也會影響懷孕後的問題，而肌肉層內肌瘤也可能會造成受孕力下降。

藉由子宮鏡檢查，了解子宮內部

常見子宮內的異常如子宮內瘜肉，子宮內膜沾黏，子宮肌瘤等異常，都會影響未來胚胎著床，而相關問題可以在子宮鏡檢查中確認。

(四) 壓力因素

女性的排卵功能會受到外界環境影響，壓力會干擾排卵機制，出現生殖內分泌系統紊亂的現象，目的也是為了保護女性，因為懷孕的婦女最脆弱，需要有安定及安全的環境，來保護完成胎兒在母體的發育及未來的成長，如果環境不良、壓力大或急遽的生心理改變，生理上會干擾排卵來避免女性在危險的環境下懷孕；相對的，舒暢的身心，減少壓力有利於女性的排卵與懷孕。

不少不孕夫妻出門渡假，來一趟快樂的旅遊，回來就自然懷孕了。

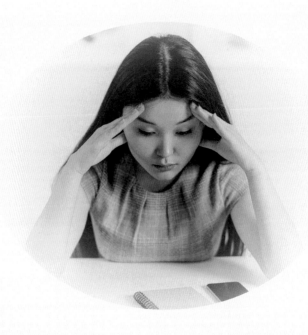

(五) 肥胖因素

肥胖會造成受孕困難,因為肥胖者容易有代謝紊亂、荷爾蒙異常等問題,肥胖可能會使女性月經週期異常、排卵功能障礙,和卵子、胚胎品質變差,甚至造成子宮內膜功能受損,這不只影響到胎兒著床,後續更可能提高流產率。肥胖者懷孕容易有妊娠糖尿病、妊娠高血壓等高風險,也容易對胎兒產生嚴重的併發症。

(六) 輸卵管不暢通

輸卵管是子宮兩旁纖細的管子,也是子宮通往腹腔的管道,輸卵管的功能除了捕捉由卵巢排出的卵子外,也是精子與卵子交會受精的地方,精子與卵子形成受精卵後經過 5-7 天的旅程才由輸卵管移到子宮著床,輸卵管的通暢與功能,決定卵子與精子能否相遇及受精卵能

否順利到達子宮。對於屢次發生骨盆腔感染、曾做過腹部手術或曾有骨盆腔沾黏病史的婦女，要高度懷疑輸卵管在通透性或活動性方面的問題造成的不孕。對於未婚少女，如果有骨盆腔發炎，一定要徹底治療，骨盆腔發炎及流產都有可能造成對未來生育能力的傷害。

(七) 年齡因素

一般而言，25 歲前婦女受孕率最高，20-24 歲有 6% 不孕，25-29 歲有 9% 不孕，30-34 歲有 15% 不孕，35-39 歲有 30% 不孕，40-44 歲有 64% 不孕。雖然現代生殖醫學對於多數女性不孕的問題都能很有效的解決，唯獨對於女性年齡增加，尤其在 45 歲以後造成的懷孕率降低依然很難克服，近年來婦女生育年齡不斷延遲，錯過最適當的生育時機往往是婦女不容易懷孕的主要原因，婦女如果能在 35 歲以前完成生育的計畫可以使得懷孕與生產較為順利，超過 35 歲後就是與時間賽跑，一定要加緊腳步，盡快懷孕。

不孕症治療方法

以往不孕很難處理，古代還認為是命運，無法扭轉改變，只能祈求上蒼天賜麟兒；現代因為生殖技術的精進，治療不孕變得容易又有效率。

不孕症最基本的治療原則當然是檢查出不容易懷孕的原因，對症下藥且加以治療。目前醫療界對於不孕症的的治療方法：

1. 誘導排卵：用口服藥物或者針劑促進排卵，增加每個月的排卵數量產生更多的卵子並掌握排卵時間來提高懷孕率，不過同時

也會增加多胞胎的機會。

2. 人工受孕：人工受孕是將先生的精液經過洗滌處理，除去精液中不必要的物質，選擇活動力最好的精子，配合排卵的時機，將先生的精子注入太太的子宮腔內。

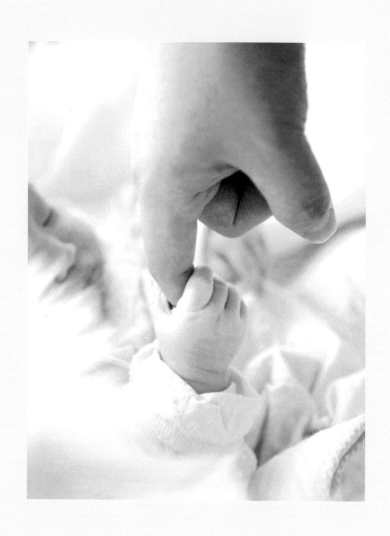

3. 試管嬰兒：試管嬰兒是一種體外受精的程序，主要過程為配合誘導排卵產生多數卵子，並在卵子成熟時取出卵子，在體外與先生的精子結合受精，然後將受精卵培養成為胚胎後再置入母親的子宮。

有關人工受孕、試管嬰兒，將於下一章詳述。

Chapter 6

試管嬰兒／人工受孕

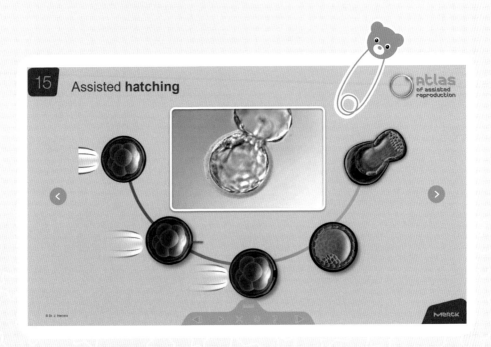

15 Assisted **hatching**

試管嬰兒

體外受精移回子宮發育

懷孕的過程是精子由陰道進入子宮，然後在輸卵管和卵子相遇受精，最後回到子宮著床。試管嬰兒和自然受孕最主要的區別，就是經由取卵手術取出卵子與先生的精子在實驗室受精變成受精卵，然後再把體外已受精的胚胎移回子宮內著床發育。

試管嬰兒是取出卵子來受精，因此如何有效取得更多更好的卵子就是醫師誘導排卵時需要達到的目標，如何安全的取得更多更好的卵子，是試管嬰兒成功的基礎。另外因為是體外受精與胚胎培養，因此胚胎實驗室的環境、設備、管控及人員的操作技術更是試管嬰兒成功的要件。

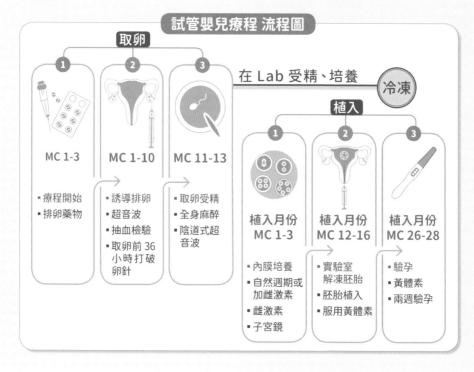

試管嬰兒療程 流程圖

取卵

1 MC 1-3
- 療程開始
- 排卵藥物

2 MC 1-10
- 誘導排卵
- 超音波
- 抽血檢驗
- 取卵前 36 小時打破卵針

3 MC 11-13
- 取卵受精
- 全身麻醉
- 陰道式超音波

在 Lab 受精、培養　冷凍

植入

1 植入月份 MC 1-3
- 內膜培養
- 自然週期或加雌激素
- 雌激素
- 子宮鏡

2 植入月份 MC 12-16
- 實驗室解凍胚胎
- 胚胎植入
- 服用黃體素

3 植入月份 MC 26-28
- 驗孕
- 黃體素
- 兩週驗孕

試管嬰兒成功關鍵

　　試管嬰兒既然是體外受精，成功的重要因素當然需要良好的醫師及實驗室的配合；但是如何預測個別夫妻試管嬰兒成功機率呢？在目前的醫療技術下，除了少數無法克服的因素：如先生完全沒有精子，或者太太沒有子宮、卵子外，但是為什麼每對夫妻執行試管嬰兒的成功率依然不同？對於大多數夫妻而言，預測試管嬰兒懷孕率最關鍵的因數在於取卵手術時取得的卵子數量與品質，卵子品質最重要的因素是太太的年齡，而取得的卵子數量最重要的因素則是太太卵巢的儲備量，掌握這兩個因素，我們大略可以預測試管嬰兒的成功機率，當然胚胎實驗室的環境與胚胎師的操作技術，也是成功的關鍵。

第 3 天的胚胎和第 5 天的囊胚有差別

　　試管嬰兒的治療主要就是取出卵子後，在實驗室的體外胚胎培養，而一般卵子取出之後，要和精子授精，卵子精子成功受精之後就形成胚胎，成功的受精卵有兩個核就是第 1 天的胚胎，正常的胚胎發育由第一天的 1 個細胞到 2 個細胞、4 個細胞；通常到第 3 天就形成

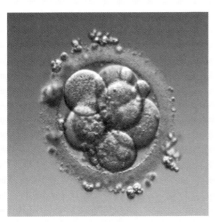
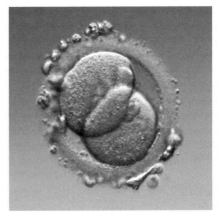

大約 8 個細胞，此時是傳統可以冷凍或者植入的胚胎，如果胚胎繼續培養，第 4 天胚胎會形成桑葚胚及第 5 天形成囊胚，囊胚是胚胎發育的另一個階段，通常第 3 天的胚胎要形成第 5 天的囊胚，會是一個考驗，可能有半數以上的胚胎無法形成囊胚而被淘汰，因此培養到第 5 天的囊胚，比起第 3 天的胚胎成功著床的機會更高，但是因為第 3 天的胚胎有部分無法成長成囊胚，因此培養到第 5 天的囊胚會有胚胎淘汰減損的問題，所以胚胎如何培養，就需要看每個人胚胎的條件。

冷凍胚胎植入 懷孕率更優

近幾年由於胚胎及卵子的冷凍技術進步，越來越多人選擇冷凍胚胎植入，目前國內外試管嬰兒的臨床資料顯示，冷凍胚胎植入的懷孕率不但不會比新鮮胚胎差，甚至優於新鮮胚胎的懷孕率；這是很特別的現象，難道冷凍會使胚胎品質變好嗎？事實上這個現象主要就是分段治療的優點，新鮮胚胎是促排取卵後在實驗室培養數天後就植入子宮，而冷凍胚胎是取出胚胎後不植入，等待最適當的時候植入胚胎。

冷凍胚胎植入有機會選擇子宮的環境，有些女性的子宮有內膜異位等問題，可以先行治療，等待子宮在最好的條件下再植入胚胎，這是冷凍胚胎的優勢，由於冷凍技術的進步，冷凍胚胎與新鮮胚胎的品質差異不大，因此冷凍胚胎植入在可以選擇最好的時機進行，因此而有了較佳的懷孕率。

人工受孕

不孕症治療，人們常想到的是試管嬰兒，然而試管嬰兒的操作過程較為複雜，花費的時間與金錢上也較高，因此讓許多不孕症夫妻望

之卻步；幸運的是 2021 年 7 月 1 日開始，政府有補助不孕症的試管嬰兒療程，不容易懷孕的夫妻也可以採用人工受孕的方式受孕，比起試管嬰兒簡單多了。

自然受孕的狀況是精子要有鐵人三項的體力，跑馬拉松賽；而人工授孕是幫忙把直接精子送到賽事終點站，精子輕鬆和卵子結合。這種助孕方式方便而有效。通常若夫妻身體狀況許可，大多數不容易懷孕的夫妻不一定需要採用試管嬰兒如此繁複的流程。

基本條件

人工受孕雖較為簡便，但並非所有不孕夫妻皆可藉此懷孕，最基本的前提是太太須有暢通的輸卵管，先生的精液最好有總共 2 千萬隻以上的活動精子。

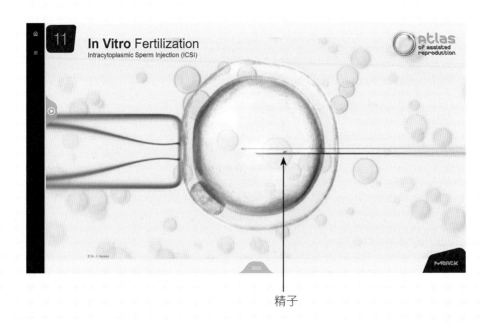

精子

人工受孕成功率較難掌控，且較試管嬰兒低

人工受孕是將精子送入子宮，但是精卵是否受精則不得而知，因此人工受孕的懷孕機率較試管嬰兒低，約只有 20-25%，根據研究，有許多因素會影響人工受孕的成功率：

1. 活動精子總數量：一般而言兩千萬以上精子較好，如果活動精子低於一千萬，成功率較低，如果活動精子低於五百萬，人工受孕的效果不好，要考慮做試管嬰兒。
2. 精子型態：精子型態與精子功能有關，若在嚴格精子型態的分類下，正常型態的精子 < 4%，人工受孕的成功率也會降低。
3. 女性年齡：大齡婦女的卵子質量比較差。
4. 使用藥物：子宮內膜形態與厚度代表子宮對胚胎的接受度，而這會受到刺激排卵藥物的影響，通常使用注射卵泡刺激素針劑會比口服排卵藥，刺激子宮內膜成效較好。

無論是試管嬰兒或是人工受孕，都必須經過促排卵的程序，以前比較常聽到就是要打很多針，近來醫藥學研發長效型的藥物，已經大幅減少打針的頻率，讓進入療程者更能輕鬆面對！

人工受孕流程圖

 MC 1-3　　 MC 7-10　　 MC 11-13　　 植入月份 MC26-28

- ◆ 療程開始
- ◆ 排卵藥物

- ◆ 誘導排卵
- ◆ 超音波檢查
- ◆ 抽血檢驗
- ◆ 取卵前36小時 打破卵針

- ◆ 取精注射
- ◆ 取精
- ◆ 注入精液

- ◆ 驗孕
- ◆ 測黃體素
- ◆ 兩週後驗孕

Chapter **7**

高齡懷孕

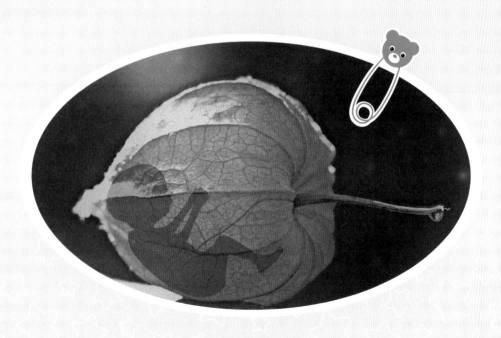

好ㄗㄣ到

現在晚婚與晚育已成趨勢，想懷孕的時間太晚，這個延遲是造成當前不孕症夫妻快速增加的原因，女性年齡和懷孕有什麼關係？數據顯示，30 歲前，夫妻不孕症比例低於 10%，40 歲以後，超過半數夫妻不孕。主要是因為女性錯過了生育的黃金年齡，雖然生殖醫學一直在進步，然而在所有不孕症的問題中，高齡婦女的懷孕依然是目前最難克服的問題。在試管嬰兒的治療過程中，女性年齡是懷孕率最重要的關鍵，35-39 歲婦女相較於 20-24 歲女性會減少 30% 以上的懷孕率。

卵子年齡，決定懷孕率

為什麼女性的懷孕率會隨著年齡而下降，35 歲以後下降的更明顯，超過 40 歲，懷孕率就很低，44 歲以後懷孕很難成功。為什麼會有這個現象？問題出在哪裡呢？在試管嬰兒治療過程中，有一個族群因為沒有自己的卵子，需要靠別人捐贈卵子才能懷孕，這個族群就是卵子的受贈者。一般而言，卵子捐贈者都是年輕的女性，這些捐贈的年輕卵子放到不同年齡的受贈者子宮內，居然維持相當的懷孕率，即使精子老一些、子宮老一些，依然維持高懷孕率。這個結果告訴我們，女性懷孕率隨著年齡下降的原因不是子宮老了，也不是精子老了，主要關鍵在於卵子老了。卵子的年齡決定了懷孕率，只要換上年輕的卵子，懷孕率就高了起來。

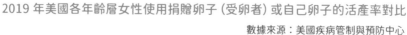

受贈卵子及自身卵子之活產率比較

2019 年美國各年齡層女性使用捐贈卵子（受卵者）或自己卵子的活產率對比

數據來源：美國疾病管制與預防中心

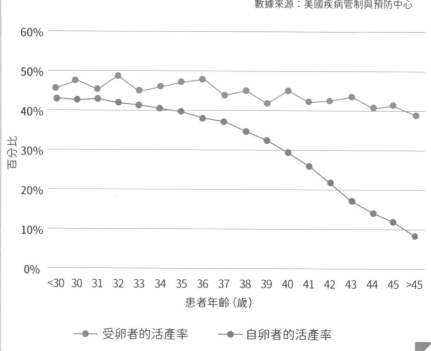

百分比

患者年齡（歲）

―●― 受卵者的活產率　　―●― 自卵者的活產率

掌握生育黃金期——35 歲生育力急速下降

　　以前長輩不知道有 AMH 指數，只告訴我們 35 歲以上就稱為高齡孕婦，現代試管嬰兒資料則證實，35 歲的確是卵子懸崖跳的年齡。

　　臨床資料與人類卵巢研究都明顯指出，女性在 35-36 歲後生育能力與卵子儲備量都開始急速下降，懷孕後的流產率也快速上升，40

歲之後的變化更為明顯，因此計畫生育的女性最好能在 35 歲以前完成生育規劃。

　　雖然 35 歲以後較難懷孕，高齡懷孕也確實是比較辛苦，但求子之路並非想像中的艱辛，只要懷抱希望，對配對醫療團隊有信心，還是可以一圓為母夢，舉下列四個高齡懷孕的例子，供讀者參考。（不過站在醫學角度仍要呼籲，女性想生子，還是要趁早，高齡懷孕，畢竟是挑戰生理極限。）

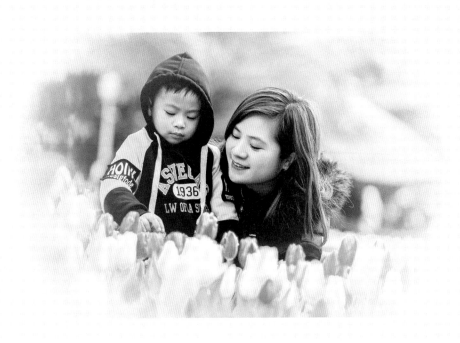

案例分享

案例 1

43 歲徐小姐──結婚 15 年未曾懷孕

徐小姐結婚 15 年了，一直沒有懷孕的消息，他們夫妻倆對懷孕抱著順其自然心情，原本她也認為自己還有月經可以生小孩，直到 43 歲時，好友對她下了通牒，警告她快要不能生了，要她趕快尋求治療，經由其他醫師的介紹來到華育，經過檢查後，徐小姐才驚覺她懷孕的機率只有三成，於是迅速進入療程，因為實在不能再拖了。

她非常感謝好友的推薦，來到華育，讓這對結婚 15 年的夫妻對懷孕生子開始懷抱一絲希望，最終在整個團隊的努力下，幸運的成功懷孕。

徐小姐將幸運分享給有緣人，希望大家都能心想事成：

> 初步療程會檢測夫妻兩人的生殖能力，由於是高齡夫妻，兩人生殖能力都是低標，先生的精蟲數量不足、活動力弱，我的 AMH 低微、卵子庫存短少與品質不佳。當下得知檢查結果時，深受打擊。然而這種自怨自艾的情緒反應是不健康並且不必要的，畢竟成功的受精卵只要一對健康的精子與卵子就夠了。

第二階段是排卵取卵，這陣子真的是要維持紀律的執行，每週多次的抽血與打排卵針，累積 3 週，再進行取卵手術。我們的案例是一次手術取得 3 顆卵子，數量很少。徐醫師建議應該是累積二個月以上，取得 10 顆卵子比較有保障。

取得卵子後，先生的精子一起繳出，讓專業人員篩選健康有活力的精子後，人工授精，完成 3 個受精卵，但最終只有一顆成功培養到第五天。我們也選擇讓寶貝蛋接受 PGS 胚胎基因檢測，確認是健康的胚胎，我們才安心進行下一階段植入受孕。

在求子過程中，我們要控制好自己躁動不安的情緒，按部就班的依照醫囑進行療程，在華育每個階段成果都是正向進展，並且可安心期待的。

在華育經歷的兩次手術過程（取卵與植入胚胎）都感到是非常舒適與安心。首要是徐醫師醫術精湛，手術前後非常平順到接近無感覺，超厲害的！二是環境寬敞明亮舒適，設備優良，讓人安心放心。第三，華育所有的醫護藥師姐妹們都是天使佛心，非常溫柔與貼心的照護準媽媽的身心靈感受。

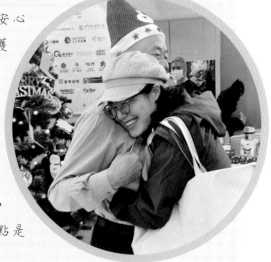

華育搭配有專業諮詢人員，不但 line 上隨時回答所有關於進度的問題，待診時，還會調適準媽媽的心情。重點是

對於費用不清楚的地方，都可以放心仔細的提問。我的諮詢小天使，她不但每次就診前提醒我時間，等待候診時她還會關心我的身心靈健康，並提醒該階段的注意事項，還不時給我好孕糖果及好孕平安符，增添我們的幸運福氣值，真的非常感謝她的貼心服務喔。

確認受精卵成功著床後，我們每週都回診，追蹤胎兒成長紀錄，此時還是要定期打安胎針劑及每日服用安胎藥物，一直到 12 週圓滿畢業！

最後的最後，衷心感謝華育幫助我們完成心願，成功懷孕！

案例 ②

41 歲李小姐──空姐的圓子之路

李小姐是某大航空公司的座艙長，結婚 8 年，從未懷孕，經過各種檢查，先生的精子質量沒有問題，她則因長期飛歐美長途航線，生理期不正常，有時幾個月才來一次月經，她來我診所時剛好 40 歲，經過卵巢功能檢測，卵子的質量幾乎已經接近停經年齡，要自然懷孕的機會很渺茫。

她的先生是家裡唯一的男丁，婆家雖然口頭不說，但無意間時常透露催生言語，讓她備感壓力，李小姐於是下定決心要做試管嬰兒，跟公司請了二年的長假，打算好好準備懷孕，可惜前兩次沒有成功，第三次則在懷孕 8 周流產，她有點氣餒，很想放棄求子的想法。

此圖非當事人

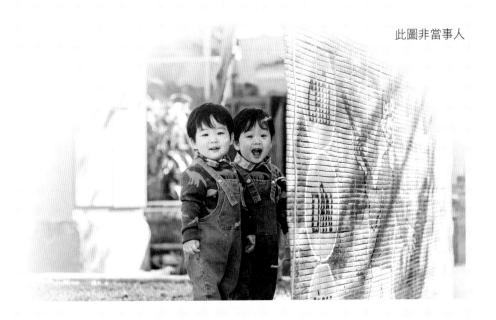

很奇妙的是，有一天她夢到兩個小男生光著屁股朝她走過來，於是她決定再接再厲，繼續在求子的道路上努力。終於夢想成真，第四次成功懷了雙胞胎男嬰，足月順產，兩個兒子為一家人帶來了忙碌和歡樂。

另一位 42 歲的林姓空姐，就沒這麼幸運了，她的 AMH 值低於1.0，第一次取卵僅得兩顆，現仍在努力的路上。

空姐因長期在高壓密閉的環境中工作，又屢屢要調適時差，生理機能提前衰老是很常見的，所以，我呼籲從事空姐工作的女性如要結婚生子，要必須比別人更早計畫，安排自己的生育時程，雖然現在可以靠生殖醫術生出可愛的兒女，但還是希望能儘早生育，如果還想拖延幾年生小孩，可以考慮以凍卵、凍胚胎的方式預先準備，防範萬一，以免時不我與，抱憾終生。

案例 ③

43 歲高小姐——合併甲狀腺偏低症狀

43 歲的高小姐年紀雖然五年前還未結婚時曾在外院做過凍卵，當時冷凍了 18 顆卵子，結婚後第一次做試管療程時用掉了 8 顆，植入 2 顆第三天的胚胎，但卻沒有懷孕；之後，還想再用冷凍的卵子做試管療程時，那家醫院的醫師很坦白的告訴她，因為凍卵的品質狀況不好，冷凍的卵子要經過解凍、受精、培養胚胎，沒有把握可以成功，她為此感到沮喪，因而尋求其他的醫療。

來到華育生殖醫學中心，她的 AMH 值 1.79，數值低於平均值，進而發現有甲狀腺偏低的情形，先治療甲狀腺問題，才開始了試管療程。

為了能得到更好的胚胎，達到更好的效果，高小姐又再次取卵取得了 9 顆卵子，加上之前凍卵還留下了 10 顆，19 顆卵子總共有 15 顆受精培養到第三天，但是養到第五天時剩下 5 顆胚胎，其中 2 顆 PGS 正常，一次植入就成功懷了一男一女雙胞胎，此書問世時，她的雙寶將會是兩個月大！

每個個案都要謹慎的擬定合適的策略，經由審慎的評估才能得到圓滿的結果。

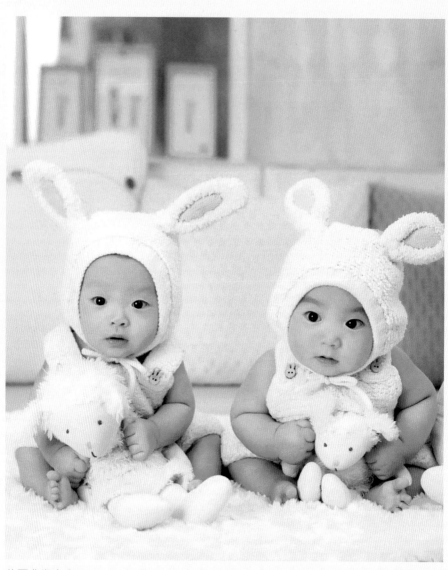

此圖非當事人

案例 ④

45 歲吳小姐──AMH 值幾近零

　　吳小姐結婚十多年並沒有避孕，卻一直沒有懷孕的消息，由中醫轉介來找我時已經 43 歲了。

　　不願放棄當母親的吳小姐之前曾在一家大型醫院做過兩次人工受孕，沒有成功，後來到另外一家醫院做試管療程又流產了，她有子宮肌瘤和巧克力囊腫的問題，做過巧克力囊腫的手術，就這兩三年治療期間，她的 AMH 值由 3 點多掉到了 0 點多，經過兩次取卵，如今已如願當母親，兒子已經一歲半了，正享受有子萬事足的家庭生活。

　　由於在求子之路上已經多次的努力，卵巢的狀況不好，AMH 值僅有 0 點多，原本心裡已經打算如果這次再失敗就放棄了，可喜的是在 45 歲圓夢，她也提醒周遭的女性友人，想生要即時，隨時關心自己的卵巢功能，檢測 AMH。

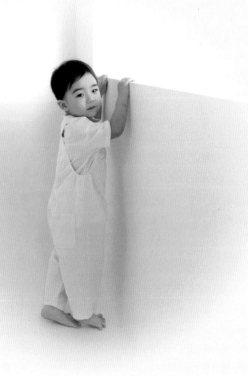

此圖非當事人

Chapter 8

高懷孕率的密技

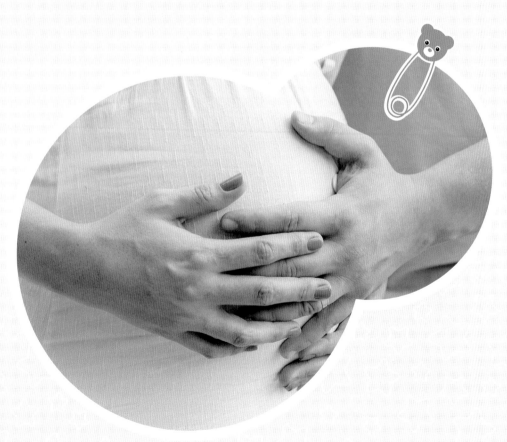

人工生殖的成功率，和實驗室的管控品質有密不可分關係，此外，在我數十年的臨床經驗，醫師/胚胎師/諮詢師是療程中的鐵三角。實驗室是胚胎師和醫師每天必須嚴密監控的秘密基地。

首先，實驗室的設備必須完善且控管嚴格，有固定的 SOP，我們的實驗室有幾項硬體設施，優於業界，其中一項是全台獨一的「RI Witness」防精卵出錯的設施。

防精卵出錯的 RI Witness

我的高中同學——東京大學電機博士李文豪，畢業於台大電機系，2018 年華育成立之初，承蒙他的鼎力相助，在當時得以建立號稱台積電規格的高品質實驗室。也由於在他的領導之下，2018 年華

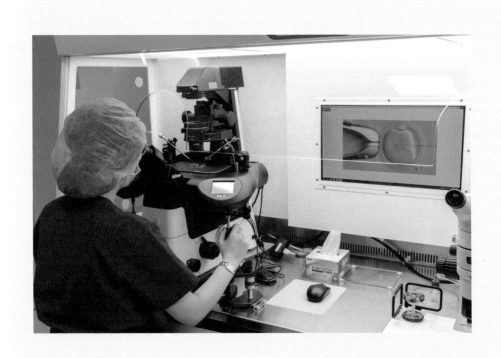

育就引進全台灣唯一一套經過歐盟認證的 RI Witness——防精卵出錯偵測系統。有了這套電腦系統可以避免人為疏失，避免誤植胚胎，讓客戶安心的將他們寶貴的精、卵、胚胎儲存在我們的實驗室裡。

2021 年底美國一則新聞報導，一對不孕症夫妻進行試管嬰兒療程後，順利生下一名女嬰，但是發現女嬰黑髮深色皮膚，一點也不像父母，經過 DNA 檢測，赫然發現非親生，經過追蹤後，才從另一對人工受孕的夫婦找到自己的女兒。

這種胚胎錯植的狀況，2004 年在美國加州也曾發生過，錯植胚胎等於是幫別人當了代理孕母，發現後找回真相算是幸運的，也許還也一些黑數，外人不得而知。

植錯胚胎？誤把馮京當馬涼？這在華育生殖中心是絕對不會發生的！

嬰兒試管的成功率與否，跟實驗室息息相關，不同環境冷凍卵子的品質也不相同，卵子相當嬌貴，冷凍、解凍皆要有良好的控管，胚胎師們的細膩度、技術、時間掌握每一個環節都非常重要，再權威的醫生，更需有好的實驗室，這才是完美的致勝演繹！

零失誤實驗室

領先業界 率先引進 歐盟認證 RI Witness 精卵防出錯裝置

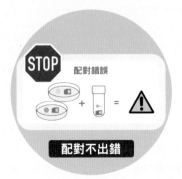

配對錯誤

STOP

配對不出錯

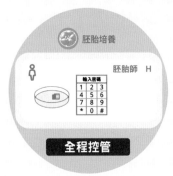

胚胎培養

胚胎師 H

輸入密碼
1	2	3
4	5	6
7	8	9
*	0	#

全程控管

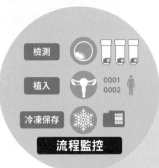

檢測

植入　0001
　　　0002

冷凍保存

流程監控

實驗室３６５天全程監控

穩 定 · 不斷電 · 智 能 · 精 確 · 可追蹤

輕鬆自在　凍齡懷孕——想孕、不孕、懷孕

Time Lapse 縮時攝影

有別傳統的三氣態胚胎培養箱的培養胚胎及觀察方式，胚胎影像即時監控系統（Time-Lapse），可在不將胚胎取出培養箱的情況下進行紀錄觀察，減少胚胎受到的外部干擾的影響，維持胚胎在培養過程中的環境穩定性。而且能 24 小時不中斷的紀錄胚胎動態生長狀況。

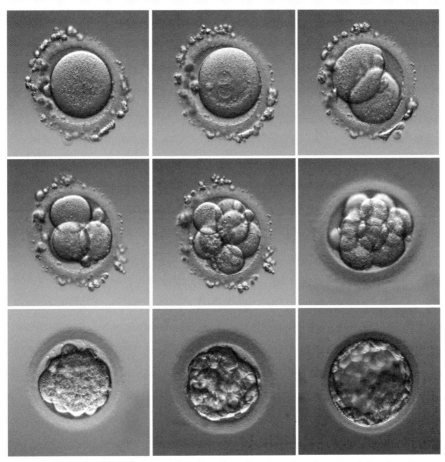

來源：華育生殖醫學中心

這種遠端即時並連續式的觀察方式能讓醫師、胚胎師，不管身在哪裡都可用行動裝置關心胚胎的狀況，讓胚胎無時無刻都在專業人員的關注之下，協助醫師選出優良、健康的胚胎植入，因此可提高療程的成功率。

試管嬰兒的鐵三角之一・諮詢師

不孕症的療程相當專業及繁瑣，患者要跟醫師充分配合之外，在進入療程之前，需有專業的諮詢師的前導，經過詳細諮詢患者的身、心、靈狀況，以及對未來療程的期許，詳實記錄他們的生理現狀，這些資訊可以協助醫師迅速進入狀況，縮短醫師和患者之間的距離，所以，好的專業的諮詢師跟醫師是鐵三角之一。

另外一個鐵三角是——諮詢師

華育生殖中心多位諮詢師，都是經過專業生殖醫療機構訓練，並且獲得國健署的認證，不只親切專業、耐心、愛心，一個患者可能會諮詢一小時以上，是很常見的。

因為有國際客戶的關係，我們的諮詢師還必須國際化，備有精通多國語言——廣東話/日文/英文的諮詢師，他們跟外籍患者耐心，專注的諮詢，詳細記錄病歷，頗獲外籍客戶的讚賞，尤其是日籍客人很重視服務態度，黏著度也很高，他們口碑相傳，幫公司做了很好的行銷。

我的好夥伴諮詢師們，除了要面對客人一對一的諮詢之外，每天花在官方 line 帳號線上諮詢的時間也很長，他們總是盡可能快速的時間裡回覆焦急的客人們各種大小不一的問題。

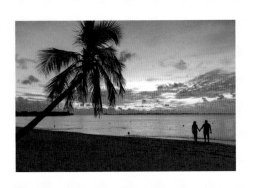

在看診中，除了有護理師，諮詢師會依客人狀況一起跟診，有時要兼口譯，協助客人跟醫師、護理人員溝通，在旁關心，安撫術前的緊張情緒、衛教術後照護的注意事項、與關心術後的狀態。

試管嬰兒的鐵三角之二・胚胎師

胚胎師是寶寶在體外的保母，不孕夫妻採用試管嬰兒方式生育者，逐漸增加中，培育試管嬰兒的胚胎師成了新時代的新行業。

胚胎師是試管嬰兒實驗室裡最關鍵角色，試管嬰兒是一連串精密的醫學工程，中間包括醫生用藥、取卵、取精，然後進入實驗室，接下來就由胚胎師接手培育養育的責任，如何保存、培養、受精、植入，處理的環節和狀況每一個步驟都要做到 100 分，最後才會有 100 分的效果，如果過程中只做到 90 分，一直打折到最後就是零分。

胚胎師每天在顯微鏡底下尋找優秀的精卵，將他培育成胚胎，並且負責著床前的基因篩檢／診斷，跟醫師配合找到最合適的植入時機，是成功的關鍵人物之一。

胚胎師必須有愛心、耐心、負責，把客戶的小生命捧在手掌心呵護，惜之如命。

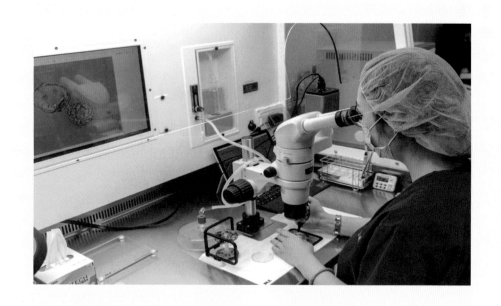

胚胎師的養成，受國健署規範：

　　胚胎師養成不易，目前生殖醫學機構聘用的大多是醫護相關科系畢業，必須在主管機關認定的生殖醫療機構接受一年以上，人類的卵精、胚胎之操作培養以及冷凍，受精過程及胚胎品質判讀訓練，且訓練期間施行 20 人次以上體外授精操作，另外每三年必須接受 18 小時以上經主管機關認定之不孕症、人工生殖技術、生殖內分泌、心理、倫理及法律課程之繼續教育，且心理倫理及法律課程不得少於三小時，是經過時間淬鍊的訓練養成的，並非一蹴可幾，在複雜的療程中絕對禁得起考驗！

　　國健署每三年對生殖醫療機構考核，項目除了基本的人員配置、儀器、環境……胚胎師也在考核之中，所以想要做人工生殖的夫妻，只要細心選擇合法合規的醫療機構，盡可放心的大膽地去執行，實踐自己專屬的求子之路。

助孕神隊友，家人的支持和陪伴是成功要素

　　無論是多麼高科技的醫技，還有一項成功因素常被忽略，卻很重要——家人的支持和陪伴，尤其是另一半。

　　我的臨床病人中，有一位先生看到太太在打針，心疼她的辛苦之餘，除了口頭的支持與安慰，並用實際行動表達愛意，當他太太打針時，他也同時自己打下生理食鹽水，讓太太知道求子之路不孤單，感情更增溫，這位貼心的先生是不是令人感動？當然他們也達成願望了。

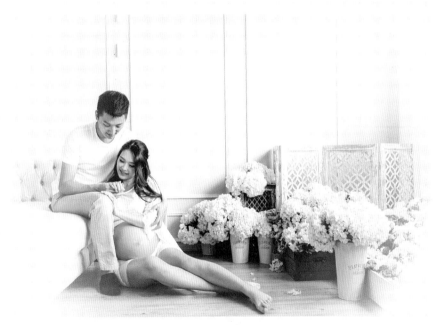

此圖非當事人

養卵護卵，藥師這樣說

想要養出漂亮的卵子，就要好好護卵，卵子顧好才會好運（孕）臨門，那應該要怎麼吃呢？準備好才能給孩子一個舒適溫暖的家。

卵子的成長需要時間，重點是：吃得對不對，吃足量，吃足夠時間，才能養出健康漂亮的好卵子。

依據歐洲生殖醫學會訂定的波隆那標準（Blogona criteria）：

卵巢剩餘功能不佳的因子為：

1. 高齡 40 歲以上或卵巢傷害的病史（例如曾做過卵巢手術、化療等）
2. 基礎卵泡量小於 5-7 顆
3. AMH < 0.5-1.1 ng/ml

以上三者有其二，就是卵巢剩餘功能不佳的群組。

一般來說，AMH 數值＜2ng/ml，就有卵巢儲備量不足的疑慮。

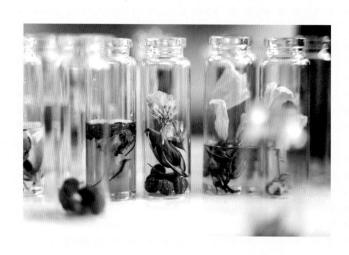

高齡 40 歲以上、基礎卵泡少者、AMH ≦ 2ng/ml、過去曾做過試管嬰兒使用標準排卵針劑量卻只取到 3 顆卵以下者、曾做過卵巢手術者，可考慮使用保健食品來輔助療程。

※葉酸

依照美國婦產科醫學會的建議，所有的孕齡婦女都有懷孕的可能，都應每日補充葉酸 800 微克（800 mcg），由於神經管的發育大約是在懷孕六周完成，因此若懷孕前沒有補充，一知道自己懷孕之後，就應趕快補充葉酸，以避免神經管缺損的發生，服用至滿 12 周。

神經管缺損的發生率大約為千分之一，若前一胎出現神經管缺損的婦女，下一胎再出現神經管缺損的發生率為一般人的十倍以上，因此每日服用 4 毫克高劑量葉酸（4mg/day）可以使下一胎發生神經管缺損的機率由 3.5% 降為 1%。

※DHEA

DHEA 為性荷爾蒙的前驅物（原料），根據外國的研究分析，接受試管嬰兒的低卵巢反應婦女，補充 DHEA 後，其打排卵針的天數較少，劑量較低，取得的卵數較多，受精率較高，懷孕率較高。

※Q10

Q10 是一種脂溶性的抗氧化劑，是一種輔酶。它能幫助能量轉換，可增加粒線體中能量的轉換及清除自由基。

圖片取自維基百科

Q10 會隨著年齡增加而減少，根據研究高品質胚胎和試管嬰兒懷孕者的濾泡液中 Q10 濃度較高，所以適時的補充 Q10 可提高試管嬰兒的懷孕率。

※維他命 D

維他命 D 孕期需控制在 ≥ 30ng/ml，根據研究濾泡液中維他命 D 濃度較高的婦女其試管嬰兒懷孕率比較高，所以維他命 D 的濃度不足婦女，建議每日飯後補充 2000 IU。

※白藜蘆醇

白藜蘆醇，是強效抗氧化劑。

多囊性卵巢症候群服用三個月後，其血中總睪固酮降低，空腹胰島素降低，胰島素敏感性增加，可改善卵子的品質。

對於子宮內膜異位症的婦女，因白藜蘆醇本身有良好的抗發炎作用，所以也有抑制子宮內膜異位症新生血管與細胞增殖的作用。

※維他命 E

維他命 E 是一種脂溶性維他命，可以促進血液循環，防止老化。接受口服排卵藥人工授精療程的婦女，補充維他命 E 可改善內膜厚度。同時根據 2014 年的研究，年齡大於 46 歲接受人工生殖技術的不孕女性補充維他命 E 可縮短懷孕成功所需要的時間。

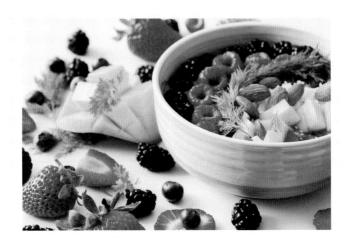

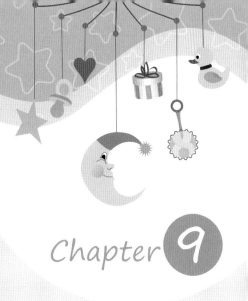

Chapter 9

人工生殖技術，台灣傲視全球

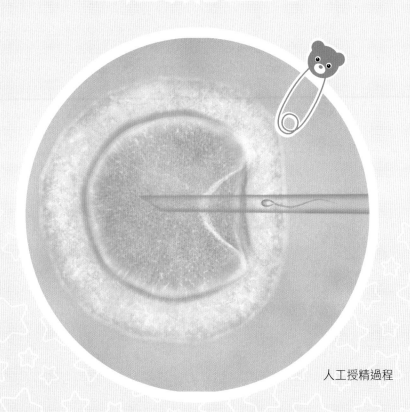

人工授精過程

台灣的生殖醫療技術優良，試管嬰兒的成功率相當高，現已成為亞洲重鎮。技術優，費用卻比美國、泰國等地便宜。

　　台灣國際醫療全球資訊網向全球發佈的資訊，台灣除有獨步全球的快速冷凍卵技術外，試管嬰兒著床率達 36.7%、分娩率高達 35.8%，與美國並駕齊驅，更領先英、日、韓等國，而費用僅為全球平均價格之 50%。

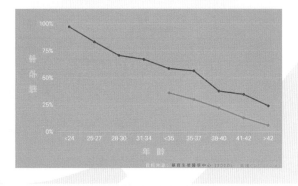

擁有優於國際的高懷孕率

　　以美國為例，不孕症治療約 35-50 萬元新台幣，凍卵約 20-40 萬新台幣，雖然有些保險有部分給付，但仍然相當高，台灣以技術優良、服務親切、價格相對便宜，獲得許多外籍人士青睞，來台治療。

　　在疫情之前，其中人工生殖佔來台國際醫療約四分之一。

　　我們以客為尊，提供完整就診評估，並配合生殖科技之輔助，運用人工生殖技術、藥物、手術等，解決婦女不孕的問題，並提供試管

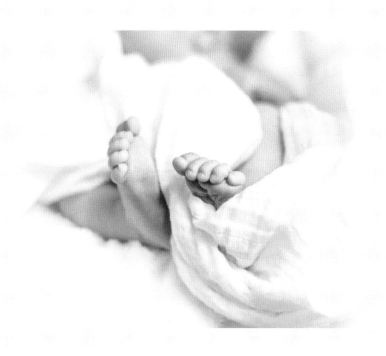

嬰兒、單一精蟲顯微注射、精卵及胚胎冷凍、囊胚期培養、以及生殖內分泌疾病治療，多年來已服務許多來自世界各地之病患，深具國際知名度。

　　因疫情之故，邊境管制外籍人士入境，國際醫療限縮僅開放重症等患者來台治療。不過最近邊境政策鬆綁，2022 年 3 月 1 日起將開放外籍人士來台進行人工生殖，如凍卵、試管嬰兒等，並可申請兩位親屬陪同入境，檢疫措施與一般入境者相同。主要考量生育有年齡限制，相對較具急迫性，因此優先開放。

成功案例分享

案例
紐約・多次試管失敗

在她心裡，台北的天空比紐約燦爛——
坐 22 小時飛機，尋求生子之路

　　許小姐成為人妻定居美國紐約，結婚多年，想要誕下自己的兒女，無奈肚子總是不給面子，當然各種檢查一個也沒少，最後他們選擇在居住地——紐約做試管嬰兒。

　　在紐約做了兩次均告失敗，他們仍不放棄，休養生息後回到出生地——台北，繼續求子之路。在同業診所又做一次試管，仍然沒成功。心情雖然沮喪，但還是懷抱著子女夢，經過友人介紹，來到華育生殖中心，先驗 AMH，看到 AMH 指數後心裡一陣涼意，比平均值低很多，不過她總是有自信的告訴自己，盡全力吧！

　　2021 年三月來診所，接受試管嬰兒療程，五月就順利著床成功，2022 年春，她將誕下的小寶貝。

　　近日黃昏時，聽到她捎來母子均安的消息，往窗外望去，敦化南路上的欒樹，已近結果時期，輝映著許小姐的心情，此時她的心裡，台北的天空下的夕陽似乎比紐約燦爛！

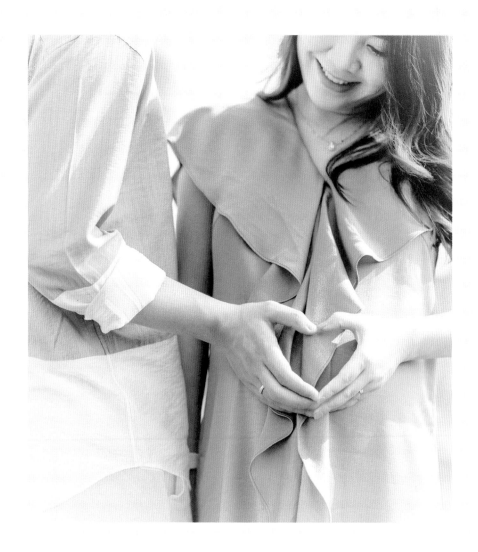

案例 2
日本・輸卵管不通，合併巧克力囊腫

36 歲的日本人 S 小姐經過日本醫生轉介，來台找到希望

　　S 小姐的 AMH 值 4.38，算是很不錯的數值，可是左側輸卵管不通，有巧克力囊腫，另外，還有免疫系統造成的橋本氏甲狀腺炎，免疫問題也有可能導致無法成功懷孕，經由免疫科醫師合作雙管齊下檢查出容易流產的免疫抗體，進行治療，順利植入懷孕了，在 2022 年夏季，將會生下一名可愛的女嬰。

　　回想初診時，她露出迷茫的眼神，看著操著流利日文的諮詢師說明療程後，由不安轉為信賴，甚至依賴，這也是團隊持續下去最大的動力！

　　S 小姐說：「感謝您讓我們變得比以前更加幸福」（昔よりもっと幸せになって、ありがとうございます）。

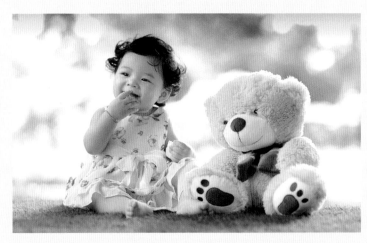

此圖非當事人

案例 ③

大陸・AMH 偏低

台灣試管嬰兒的 CP 值比大陸高

　　廣西籍的莫小姐，嫁給了台商。本身是位建築師，2016 年時曾自然懷孕，但兩個月胎兒就停止發育，當時她 33 歲，休養了一段時間備孕，還是沒能懷孕，她在大陸尋求人工生殖的治療，但是得排上一年以上的時間才能約診，且一個療程要花上一兩年的時間，她覺得等待的時間太長了，跟先生商量後，決定回台灣做試管療程，於 2019 年七月回台，現定居花蓮。

　　在做試管療程之前，她勤奮地爬文，比較了美國、泰國、大陸和台灣的治療效果和價格，大陸約 5-7 萬人民幣，含交通食宿美國需要

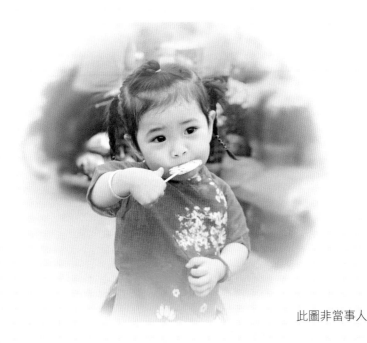

此圖非當事人

30 萬人民幣左右，泰國需要 18 萬人民幣，發現台灣的性價比最高，台灣的醫療環境比大陸好，且成功率比大陸高。

　　她的 AMH 值約 1.8，算是比較低，2019 年七月開始進療程，即植入成功懷孕，生了一個可愛的女兒。她另有兩顆胚胎還在實驗室裡，預計 2022 年再來植入生子。

案例 4

台灣・高齡、結合多項慢性女性疾病

高齡、輸卵管阻塞、子宮肌瘤、子宮瘜肉

　　42 歲的王小姐是護理人員，過去曾患有輸卵管阻塞、有 10 公分子宮肌瘤及子宮瘜肉，2010 年初來初診時，當時 AMH 檢驗數值僅 0.14，接受輸卵管手術、子宮肌瘤切除的治療手術，接著再治療子宮瘜肉，經半年多的將身體狀況進行調理，才進入試管療程。

　　由於她的 AMH 檢驗數值相當低，僅 0.14，打了排卵針，取卵常常只有 3 顆或 5 顆，讓她很苦惱沮喪，但很幸運的在 5 次取卵療程下，最終得到 2 顆囊胚，其中 1 顆 PGS 正常，去年九月才把冷凍胚胎植入子宮，她雖然已 43 歲高齡，她用自己的卵子順利懷孕，全家很開心的迎接即將來臨的寶貝。

　　因高齡女性會面臨卵巢庫存量已極低且卵子品質也下降的情況，因此擬定的策略為收集胚胎，再將胚胎拿去做PGS，以提高植入著床率。

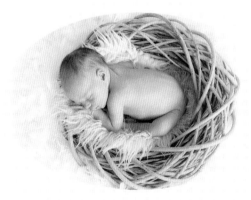

此圖非當事人

台灣・一家族三個女生，四個試管嬰兒

長照中心家族的幸福起點

　　身為護士的陳小姐一家有三個女生在華育生了四個寶寶，即使是護理師，她以前自以為有月經就能懷孕，結果驚覺發現 35 歲的她 AMH 值竟然到 40 歲了，她正向積極配合療程，一次成功。

　　她的姊姊，37 歲，求孕了 5 年，在三家生殖中心做過 3 次試管療程沒有成功，看到妹妹在華育順利生女，也來諮詢，看到妹妹成功的經驗，對醫療團隊非常有信心，對未來充滿期待，因此 39 歲如願生女。

　　接著是她家的小阿姨過去兩三年做試管療程失敗，去年來到診所時已 40 歲，做試管第二次成功植入，亦已順產龍鳳胎。

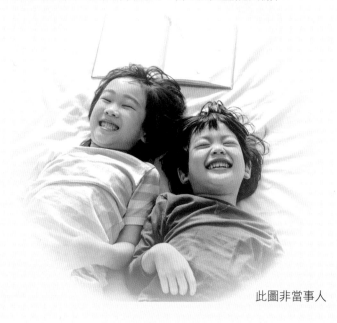

此圖非當事人

案例 ⑥
大陸‧男性無精症

終於笑逐顏開的大陸地產開發商

李先生為大陸某縣的地產開發商，跟著國家建設起飛，成為當地的首富，40 歲身為獨子，已經接掌龐大家業。

與愛人領證結婚，匆匆過了七年，膝下猶虛！兩人去做了生殖檢查，赫然發現：李先生是無精症！這對家族來說真是晴天霹靂，將來偌大的財產，將來誰來繼承呢？聽多位友人說台灣醫療一級棒，抱著忐忑的心，來台一試。

李先生經過泌尿科手術，終於在副睪丸裡找到三顆精子，醫療群們興奮極了，在我的診所實驗室三顆都受精成功，更幸運的是一次植入就成功，2019 年已順利生下男的繼承者，看到他從微信傳來問候，真心希望華育是通往幸福的入口！

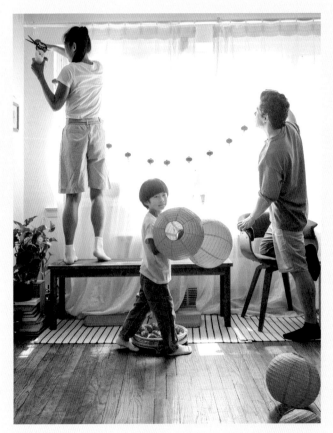

此圖非當事人

案例 7

台灣‧勃起障礙

九年婚姻，無性生活，如今懷孕了，怎麼回事呢？

從彰化遠道而來林姓夫婦，當妻子填著初診單，上面寫著結婚九年，但是沒有一次性生活，因為先生無法勃起。

我先是一陣錯愕，腦袋中浮現守活寡的劇情，心想，她要有多大的決心，才能寫出這樣的出診紀錄，確實心疼難過！

本以為他們是來求子，只要做試管嬰兒療程就輕鬆圓夢，應該屬於簡單的案例。心中些許安慰。

但是初步檢查後，先生驗出是無精症，心情又瞬間跌入谷底。之後的兩個星期，忙著聯繫泌尿科，專家評估先生仍然可以藉由手術，從睪丸取精，我們當然要拚命一搏啊！醫師群齊努力下，終於取得一些氣若游絲的精子。

再來看太太的 13 顆卵子，有五顆做成囊胚，經過 PGS 檢測，得到兩顆珍貴完美的胚胎，將他植入著床，前後經過了三個月的試管療程，今天中午證實，成功了！懷孕了！

真是令人振奮的消息，我終於了解：原來這就是生命的意義。

看著窗外的遠方陽明山，陽光映著我愉悅心情，陪伴不孕夫妻求子之路沒有想像中的艱難。對於極端困難的案例，我秉持著嚴謹而有邏輯的規劃，幫他們找出最合適的治療方案。

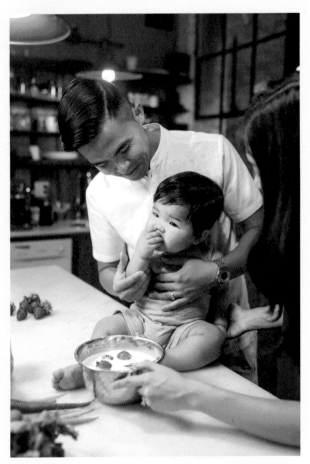

此圖非當事人

輕鬆自在・凍齡懷孕——想孕、不孕、懷孕

案例 8
德國・專程回台凍卵

39 歲德國媳婦下定決心，提前凍卵

林小姐為忙碌的律師，在歐洲各地奔波，最後定居德國，成為德國媳婦。於 2020 年以自然方式產女，但有感體力大不如前，也想改變異地漂泊的生活，同時也想再生二寶。2021 年的冬季，不畏世界疫情嚴峻，孑然回台。

她在母親的介紹下，來到診所。聽了完整的凍卵資訊後，立即行動，已於 2022 年 3 月完成凍卵，想回德國後，跟德籍老公商量回台定居的事，並將取精、受精、形成胚胎，植入，希望 2024 年前，能再生二寶。

林小姐已 39 歲，她深知高齡生子不易，所以先行凍卵，以利在四十歲後生二寶。

像林小姐這麼有生育認知的女性並不多見，期待台灣女性能更愛自己，更珍惜自己的天賦，隨時檢測 AMH，來了解生育認知！

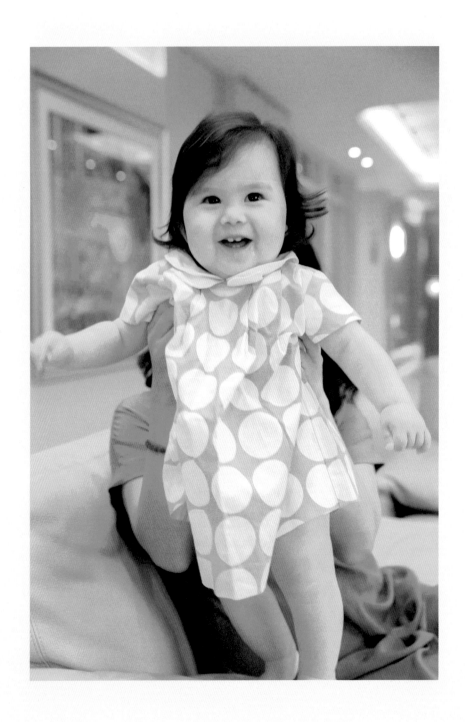

輕鬆自在‧凍齡懷孕——想孕、不孕、懷孕

Chapter **10**

試管嬰兒補助

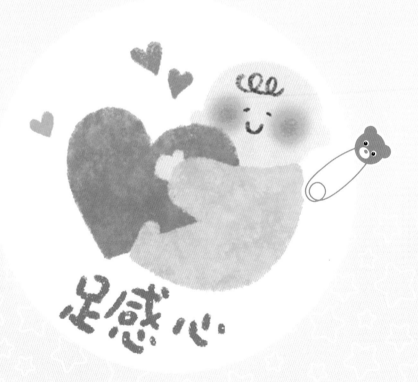

足感心

懷孕率最高的助孕方式——試管嬰兒

台灣出生率全球最低，試管嬰兒補助上路，可望首度止跌

全世界都面臨少子化的問題，但台灣格外嚴重，衛生福利部快速決定自 2021 年 7 月 1 日起推出了「體外受精（俗稱試管嬰兒）人工生殖技術補助方案」，擴大補助未滿 45 歲之不孕夫妻。補助額度：一般不孕夫妻首次申請最高補助 10 萬元，再次申請者最高補助 6 萬元，並依各範圍療程給予不同補助額度，而低收及中低收入戶則維持 2015 年 4 月 16 日公布施行的方案每次最高補助 15 萬元。

過去不孕夫妻想要懷孕所費不貲，形成相當的經濟負擔，不少人因而裹足不前，目前全球有 37 個國家如南韓、日本及新加坡等都有補助人工生殖費用措施，台灣也在立法院舉行公聽會之後很快的跟上世界潮流。

從 2021 年 7 月 1 日起補助至當年 12 月止，已有 2 萬對夫妻受惠，希望此德政能力挽少子化，讓台灣脫離出生率最低的谷底。

很高興最近有一位 30 歲的桃園婦女很有警覺心，他們想要第二個寶寶，但一直很難懷孕，看到了政府的補助方案，來到華育生殖醫學中心尋求協助，只做一次試管嬰兒就成功了，因為年輕成功率高，醫護人員都很為她高興，夫妻倆也如願有了二寶，歡喜迎接第二個小生命的到來。

不孕症試管嬰兒補助方案

110.07.01開始實施

資格條件	不孕夫妻至少一方具中華民國國籍 且妻未滿45歲

補助次數	妻年齡<40歲	每胎補助上限6次
	妻年齡40~44歲	每胎補助上限3次
補助額度	低收/中低收入戶	每次補助最高15萬
	非低收/中低收入戶	

首次**申請**　每次補助最高10萬元

再次**申請**　每次補助最高6萬元

不同療程範圍的補助成數

取卵形成胚胎植入	首次**申請** 10萬元	再次申請 6萬元
僅取卵未植入	首次**申請** 7萬元	再次申請 4萬元
僅植入	首次**申請** 3萬元	再次申請 2萬元

堅持走對的路，
我期待的未來

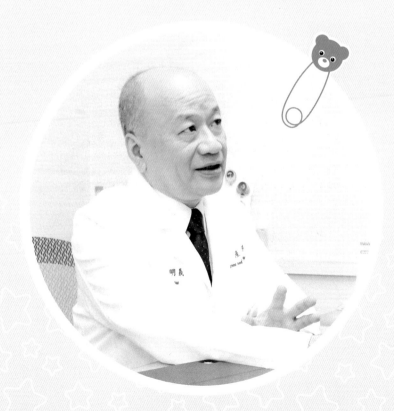

晚婚晚育已是社會不可逆的趨勢，不敢期望每個女性都想早點組織家庭、生兒育女，但是我們如何透過社會的教育與協助，讓所有的女性可以在想要生育的時候能夠如同男人一般順利生子，這才是生殖上追求兩性平等的基本權利。

美國科技公司為女性員工凍卵，盼台灣企業效仿

目前醫學界並沒有延遲或逆轉卵巢及卵子老化的方法，但是快速冷凍保存卻是近年來生殖醫學最大的成就，也就是說，女性生育能力可以藉由冷凍卵子的技術加以保存，而這項技術讓女性的生育能力可以與生育年齡脫鉤，這也是解決晚婚晚育的趨勢下女性能夠將自己生育時間延後卻不會喪失懷孕生自己小孩的機會。凍卵不但是現代女性的一個可能選擇，事實上也是兩性平權的一種補救方法。美國一些大

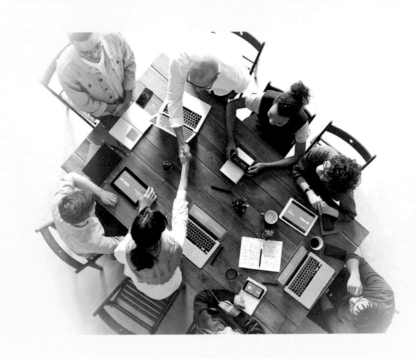

企業如 Apple、Google、Amazon、Facebok 等大廠為女性員工凍卵以留住人才，期望看到台灣企業也效法之。

推廣正確的生育認知

晚婚與晚育是不可逆的**趨勢**，而女性卻是這個**趨勢**下最大的受害者，要能在這個**趨勢**下弭補兩性先天的不平等，降低對女性的傷害，我相信我們需要社會上更多宣導下列兩個面向：

其一，推廣正確的生育認知，了解女性在生育能力上隨著年齡增長造成不可逆的事實，不要用錯誤的訊息誤導女性可以在任何事項上都「永保青春」；年齡對女性生育能力的傷害是不可逆轉的。

其二，廣泛的女性卵巢功能評估── AMH 檢測，讓女性了解自己卵巢的狀態，了解生育能力的重要，知道自己在這個生育能力下降的趨勢中自己的現狀。

保險、稅務、醫療，更廣泛支援

建議政府提供更廣泛的生育補助給想要懷孕的婦女，目前政府單位依然認為不孕症不是病，這種觀念不僅造成不孕症婦女在治療上有很大的經濟負擔，而且在保險及稅務方面又得不到相應補助，很慶幸自 2021 年 7 月政府提供試管嬰兒補助，但是這項補助只是處理當下的危急問題，我們需要對不孕治療給予技術上更全面的評估，包括在保險、稅務、醫療費用方面給予多面的檢討及支援。只要在這方面給予廣泛的協助，讓不孕症夫婦能夠很輕鬆的滿足生兒育女的願望，這是對於改善人口老化及少子化將會是最直接又有效的方法。

代理孕母合法化

　　台灣的代理孕母制度終於有一些希望了！根據 2020 年一讀通過的《人工生殖法》修正草案，要實施代孕生殖必須符合以下其中一項條件：

1. 妻無子宮。
2. 妻因子宮、免疫疾病或其他因素，難以孕育子女。
3. 妻因懷孕或分娩有嚴重危及生命之虞。

　　在晚婚晚育的年代，有一些女性想要懷孕生子時，已經完全來不及了，還有一些人因為身體的疾病沒法懷孕，但是台灣現在對於無法生育的婦女還是不可以申請代理孕母，希望爭議 20 多年的代理孕母能夠法制化，未來也有機會在台灣找代理孕母代孕了。

　　國外對於代理孕母較為寬鬆，許多國家代理孕母是合法的，台灣有些人是到國尋外找代理孕母，因為到國外找代理孕母千里遙迢，金額又相當高，並非人人能支付得起，且存在風險，糾紛很難處理。

　　最近，有一位 40 歲 KOL 來諮詢，她目標非常明確，就是要去國外找代理孕母，只是，取卵要在台灣取？還是到國外取？她多方考量後，決定在台灣取卵，目前已經完成第一階段了。

　　還有一位美女鋼琴老師，第一胎產程 75 個小時，先生非常心疼，經濟環境許可之下，第二胎選擇美國代理孕母，如今二寶已經 8 歲了，她不諱言，去國外找代理孕母所費不貲，非人人可以承擔。

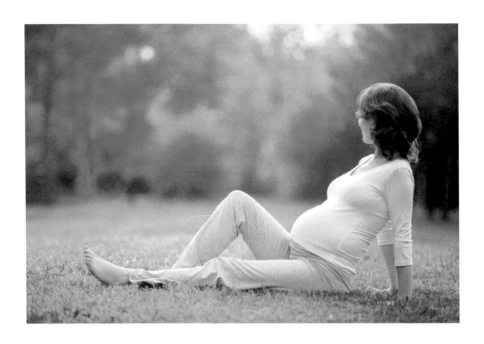

代理孕母，是另外一種解決少子化的方案

　　據國民健康署資料指出，台灣不孕症的比例大約是 10%-15%。代理孕母解禁，對於難以孕育子女，或因懷孕或分娩可能危及生命的婦女，也有機會擁有下一代。

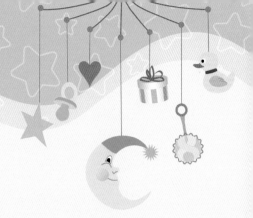

附錄——
來自寶媽們的真心分享

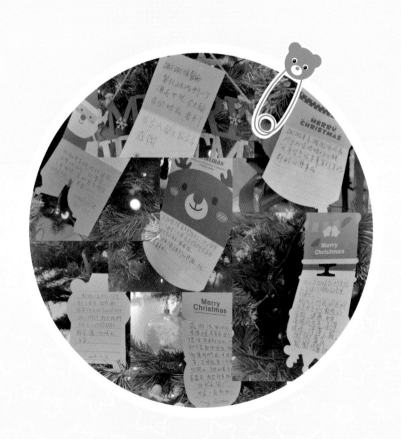

當撲通撲通的心跳聲響起時

回想第一次在其他診所做試管嬰兒失敗後，萬分沮喪，

心想雖然是高齡產婦，但所有生育指數都很好，很難接受會流產的事實。

透過介紹來華育拜訪了徐院長，

聽完徐院長親切、耐心的解說，

決定在華育進行第二次的試管。

在華育做試管的過程中，感到非常安心，且不舒服的症狀也大大的降低了！

華育的胚胎縮時監控系統，領先所有其他的診所，

讓求子的夫婦能很安心知道自己的胚胎在植入前及植入時的狀況，

確保植入的胚胎是良好無異常的。

第一次成功聽到胎兒心跳時，徐院長比我們都感動！

為期三個月的看診過程中都非常的愉快，

相信華育是所有求子夫婦的最佳選擇！

——37 歲蒲小姐

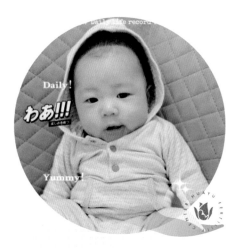

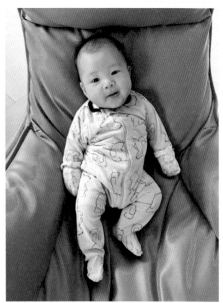

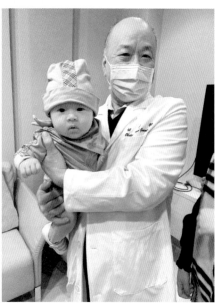

分享 2

「快把奶嘴還給我！」

每當感恩母親的日子裡，

除了感謝自己的父母親，還有萬分感謝華育，

能讓女性有更多選擇，只要妳願意，選擇相信，都能當上媽媽。

在整個醫療過程裡有徐醫師細心專業的診斷，

護理人員及藥師貼心的照護每位未來媽媽(ー ー)

還有⋯⋯

從未見過面、辛苦耕耘的胚胎師天使！

謝謝華育讓這一切的過程，結果都是這麼美好

再次感恩，謝謝華育全體人人員、謝謝您們。

——42 歲高小姐

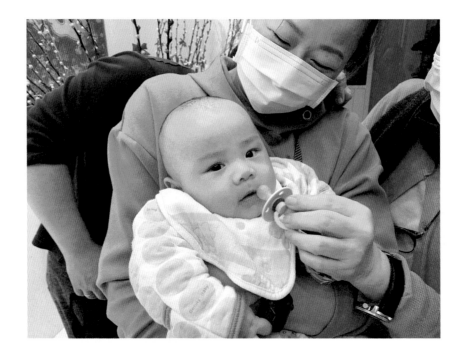

相信的力量

　　求子路上我們一直是科學辦案的態度（笑），因為我 36 歲、先生 48 歲的高齡，讓我們沒有時間一直嘗試錯誤，目標只有一個，就是——「努力把不成功率降到最低」，而且我們一定可以生三個！

　　在他院取卵 3 次全數送 PGS，累積 8 顆正常胚胎，順利第 1 次植入 2 顆就生出大寶後，但我們萬萬沒預料到後面的胚胎分次植入陸續全部槓龜（包含有 4AA 的華麗胚胎、但也有無法編碼的胚胎），對二寶的期待就飄飄蕩蕩。

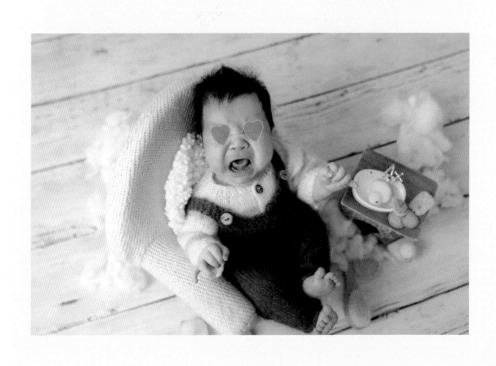

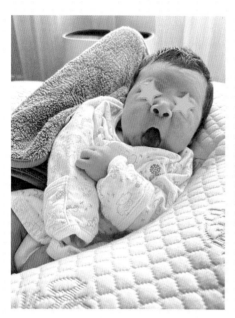 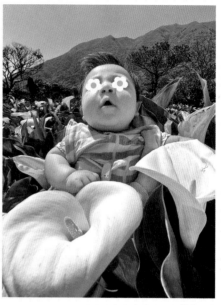

當他院 PGS 過關的胚胎全數用盡後,我已來到 39 歲、先生的 51 歲更高齡之際,為了把握時間,因著一路陪伴的朋友介紹,我們來到華育遇到徐院長,目標不變「努力把不成功率降到最低」,院長信心滿滿的跟我們重新建立策略,這次我們在取卵之前我們破天荒連續打了兩次 PRP 共取了 4 次卵,累積非常可觀的 80-90 顆卵量但能送 PGS 的胚胎數也是少得可憐(往好處想就是省錢),PGS 正常的胚胎只剩下 3 顆和 1 顆鑲嵌體。短短的 3 年真的讓我們的受精卵變異大幅上升,我們的內心有受到打擊,但⋯⋯至少還有 3 顆正常胚胎。

你相信「相信的力量」嗎?我是很相信的,特別是徐院長和華育也這樣相信我們做得到。徐院長協助我們確認了子宮和內分泌的狀態都在良好狀態,加上我們有 PGS 正常胚胎和順利懷養大寶經驗了,

科學辦案下不成功的機率低到不嘗試會終身遺憾，所以在徐院長說服下我們勇敢植入 1 顆珍貴的 PGS 正常胚胎後，就放下大寶直接去訂好飯店開開心心的度假 3 天，而我們的二寶——小豆仔就這樣開心地住進來了唷。

　　懷二寶小豆仔的過程實在太順利了，沒有懷大寶那時的出血、腰酸背痛等不適與戰戰兢兢，讓我持續正常生活、開車與運動到順產，41 歲生日剛過不久，小豆仔就順利足月的健康報到，接生醫生也直接表示期待 3 寶的到來（笑）。不久之後我們又能再跟徐院長與華育再接再厲往我們的目標邁進。

——36 歲林小姐

分享 4

子宮內膜異位，第一次做試管就成功了！

人工受孕、試管嬰兒、不孕症治療……百百款，當然會很疑惑到底要去哪間醫院、找哪位醫生。尤其當你覺得所有方式都試過了，身心疲憊，更加無所適從。

但生育這件大事，絕對不是找最便宜、也不是找個離家近的醫生就好，而是要找有口碑、成功率高的，才不會花了很多錢、身體受罪，最終還是一無所獲。很直白吧！

第一次踏入華育生殖醫學中心，是朋友介紹的。我並沒有抱持太大的期待，對我來說，這就又是一家冰冷的醫院，接下來不外乎施打排卵針這類流程，天曉得又要幾次，只要有做過的人都很明白。

然而，進到華育，除了護理人員的親切招呼，環境優雅舒適，給我很放鬆的感覺，一點也不像是在醫院。固然看診需要等待，並不會覺得焦慮緊張。

看診時，徐明義醫師很有耐心，會聽我們把話說完，瞭解狀況，再為我們解答、給我們建議。不像之前去很多醫院，醫生總想把每個人「快速解決」，為了方便進出甚至不關診間的門；在華育這裡，非常尊重我們每個人的隱私。

決定做試管後，不是只有打排卵針、取卵而已。如果說華育有什麼特別的，我會說，是徐明義醫師特別「細心」、特別「謹慎」。

檢查過程中，徐醫師發現我子宮有瘜肉，建議割除，確保子宮環境良善。我曾去過眾多婦產科，從來沒有人告訴我子宮有瘜肉。很驚

訝，醫師真的細心到有點吹毛求疵的地步。

在每次打排卵針後回診，都會微調，可見醫師的謹慎。植入胚胎前，為營造最佳的著床環境，也會持續追蹤我的狀況，討論最佳植入的時間。

徐醫師給我的感覺是，他沒有要推銷什麼、也沒有要跟時間賽跑，只是從頭到尾把每個細節都做好。

私底下，我問徐醫師覺得我要做幾次才會成功。

他說：一次。

後來，我真的第一次做試管就成功了！

驗孕結果出爐後，徐醫師似乎也沒有太驚訝，他馬上執行接下來的安胎計劃，一點都沒有要放過我的意思（誤）。

就這樣，在徐醫師謹慎安胎下，我們走完懷孕前期三個月，順利畢業了。不知道是不是因為植入、著床位置良好的關係，我完全沒有孕吐的不適感，胎兒狀況也十分良好。

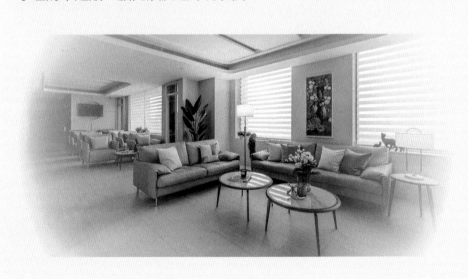

2021 年 2 月 28 日，我順利自然產下健康女寶一枚。

你可以説我很幸運，的確是，但這不是絕對。

我有子宮內膜異位症，先前當然也是嘗試過許多懷孕的方式，最後才走到做試管這一步。

我是一個很平凡的人，你可以不相信我説的話；不過，如果你也在嘗試懷孕，何不給華育的徐明義醫師一次機會？他沒有魔法、不是神醫，但細心謹慎、經驗豐富的醫師，不就是人人想找的嗎？

也請再給你自己一次機會，去華育生殖醫學中心，就算是諮詢一次也無妨吧！

祝你好孕。

——38 歲林小姐

分享 5

與醫師的緣分

　　與先生結婚多年，一直都無法順利懷孕，第一胎在某家大醫院做人工受孕，當時的醫生讓我們夫妻倆覺得，這位醫生讓人不是很喜歡，但是衝著名氣，想著就試試看吧！

　　第一次人工受孕沒有成功，再努力一次終於成功了，只不過每一次的回診檢查，都讓人覺得好冷冰冰……

　　一年多，看著兒子都沒有伴，老公又希望生四個孩子，所以趁著自己還有體力時，再生個孩子陪陪老大吧！

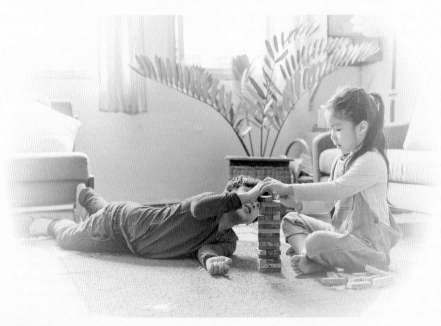

此圖非當事人

礙於與上次的醫生不投緣，我們決定重新尋找醫師，當時剛好經期來臨，上網看到華育婦產科，就決定是這家了！

到達診所，裡面的擺設讓人非常舒適，輪到我時，第一眼看見徐醫師，為人親切、細心，完全沒有醫生架子，真的讓人開了眼界。原來誤打誤撞的醫生緣是這麼的讓人感動！

且這一次的人工受孕竟然一次就成功了！我覺得真的很幸運。醫師總說，因為你還年輕啊，當然很容易懷孕！

很開心，我的兒子有弟弟或妹妹可以陪伴了！

——38 歲曾小姐

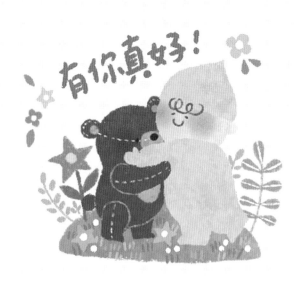

成功實屬不易，但它總在某個瞬間降臨妳身旁

在歷經二次自然受孕失敗，深怕三度傷害，反覆思考後決定去生殖中心做諮詢，在搜尋的過程中，無意間看到「華育」的資訊，參考一些評價後，覺得徐醫師評價不錯，華育便成了心中首選。

內心極度恐懼與害怕的我，踏進生殖中心需要很大的勇氣，我覺得打針吃藥很傷身體，又不敢將針劑往自己肚皮上打，還好老公很願意，在家時是他幫我打針，太感謝老公了，有他真好。

一開始的打針吃藥，身體沒什麼不適應，在植入前吃藥卻發生臉頰過敏反應，只好改用自然週期的方式調整。整個療程算是順利，這段時間也是我有始以來吃過最多西藥的時期，試管之路如此艱辛，唯有親身體驗過才懂。

華育的診所環境舒適又溫馨，給人安心感，護理人員們個個親切，徐醫師和藹可親，平易近人，循循善誘，在每個關鍵時刻針對個人狀況適時做調整，真的很棒。

謝謝徐醫師與華育的護理人員們。

成功實屬不易，但它總是在某個瞬間降臨妳身旁。

——42 歲鄭小姐

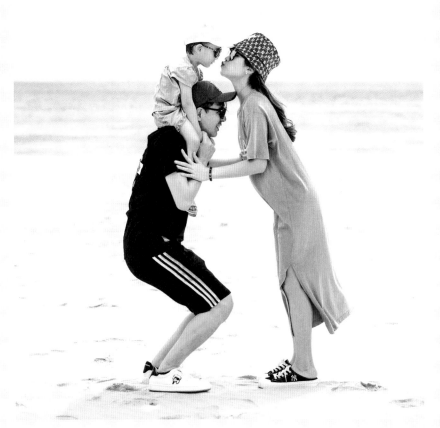

此圖非當事人

來自世界各地的賀卡

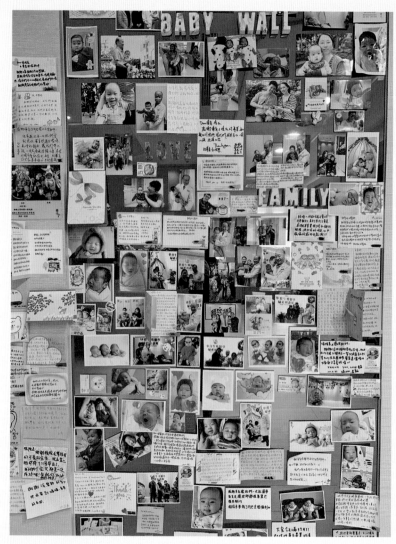

華育的 BABY WALL

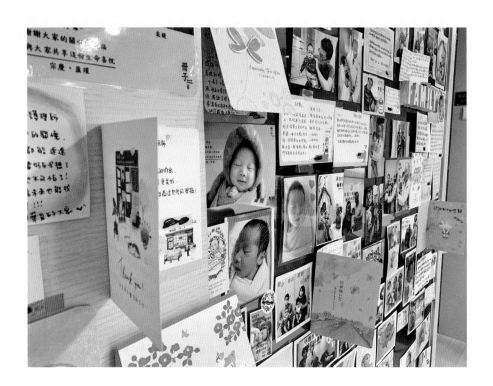

徐明義醫師小檔案

現職

華育婦產科暨生殖中心院長

教育部部訂教授

經歷

台北醫學大學醫學系婦產學科專任教授

台北醫學大學萬芳醫學中心婦產部主任

台北醫學大學萬芳醫學中心生殖醫學實驗室主持人

台北醫學大學萬芳醫學中心生殖醫學科主任

台北醫學大學萬芳醫學中心教學部主任

台北醫學大學萬芳醫學中心教師發展中心主任

Jones Institute Medical Fellow Department of Obstetrics and Gynecology Eastern Virginia Medical School, Norfolk, Virginia, USA

資歷

考選部醫師國家考試婦產學科命題審題委員

科技部婦幼學門複審委員

台灣婦產科醫學會理事

韓國生殖醫學會官方期刊編輯 Clinical and Experimental Reproductive Medicine

美國生殖醫學會會員 American Society for Reproduction Medicine

台灣生殖醫學會會員

台灣婦產科專科醫師

台灣週產期醫學會專科醫師

論文獲獎

100年台灣生殖醫學會李築堯教授優秀論文獎

98年台灣生殖醫學會臨床優秀論文獎（Prize Paper）

台北醫學大學 100 學年度學術研究臨床研究獎

教學資歷

台北醫學大學萬芳醫學中心教師發展中心主任

台北醫學大學 101 學年度師鐸獎

台北醫學大學 101 學年度醫學院院優良教師

台北醫學大學 100 學年度醫學院院級優良教師

CARE 67

輕鬆自在‧凍齡懷孕
想孕、不孕、懷孕

口　　述─徐明義
圖表提供─徐明義、華育生殖醫學中心
責任編輯─廖宜家
主　　編─謝翠鈺
企　　劃─鄭家謙、華育生殖醫學中心
圖表設計─劉秋筑
美術編輯─張淑貞
封面設計─斐類設計工作室

董 事 長─趙政岷
出 版 者─時報文化出版企業股份有限公司
　　　　　108019 台北市和平西路三段 240 號 7 樓
　　　　　發行專線─ (02)2306-6842
　　　　　讀者服務專線─ 0800-231-705、(02)2304-7103
　　　　　讀者服務傳真─ (02)2304-6858
　　　　　郵撥─ 19344724 時報文化出版公司
　　　　　信箱─ 10899 臺北華江橋郵局第九九信箱
時報悅讀網─ http://www.readingtimes.com.tw
法律顧問─理律法律事務所 陳長文律師、李念祖律師
印　　刷─勁達印刷有限公司
初版一刷─ 2022 年 6 月 24 日
定　　價─新台幣 350 元
缺頁或破損的書，請寄回更換

輕鬆自在.凍齡懷孕：想孕、不孕、懷孕 / 徐明
義作. -- 初版. -- 臺北市：時報文化出版企業股份
有限公司, 2022.06
　　面；　公分. -- (Care ; 67)
　　ISBN 978-626-335-569-9 (平裝)

1.CST: 生殖醫學 2.CST: 懷孕 3.CST: 不孕症

417.126　　　　　　　　　　　　111008701

ISBN 978-626-335-569-9
Printed in Taiwan

時報文化出版公司成立於一九七五年，並於一九九九年股票上櫃公開發行，於二〇〇八年脫離中時集團非屬旺中，以「尊重智慧與創意的文化事業」為信念。